운동의 진실과 기쁨

운동의 진실과 기쁨

리즌앤북
ries & book

애걔, 이것도 운동이야?

손바닥만 한 휴대전화에 수많은 기능이 담겨 있습니다. 평소 쓰지 않
던 기능은 설명서의 도움을 받을 수 있습니다. 사람의 몸은 어떨까요?
별 탈 없이 평생 지낼 수도 있지만, 언제라도 건강에 문제가 생기게 마련
입니다. 이때 사용할 '몸 사용 설명서'가 필요합니다. 특히 운동에 대해
서는 많은 사람들이 말하지만 구체적으로 설명하기가 쉽지 않습니다.

열심히 운동을 하노라고 하지만, 결과적으로 몸에 해를 끼치는 운동
을 굳이 공들여 하는 모습을 심심치 않게 목격합니다. 아파트 단지 안
에, 산책길 곳곳에 설치된 운동시설을 지나치면서 안타까운 마음이 들
었던 적이 한두 번이 아닙니다. 무거운 철제기구를 무리하게 사용하는
모습, 스트레칭을 부담스럽게 하는 모습을 보면 달려가서 조언을 하고
싶은 마음이 굴뚝같습니다만, 함부로 참견하는 것 같아 머뭇머뭇 망설
이다 발길을 돌리고 맙니다.

운동에 관한 책을 쓰는 저자는 어떤 운동을, 얼마나 하였을까? 초등
학교, 중학교 때 단거리 달리기는 조금 잘하는 축에 들었습니다. 체육
시간이면 남들처럼 축구를 했고, 고등학교에서 테니스 1회, 등산이라고

는 대학 1학년 때 덕유산 정상을 밟은 기억이 전부입니다. 대학생 때 헬스장 1개월, 20년 전 친구 부부와 함께 수개월 동안 볼링을 즐겼습니다. 그리고는 더 이상은 없습니다. 언제였던가, 아내가 강변 걷기를 하는 것을 한동안 바라보다가 따라 나섰습니다. 자꾸 뒤처지다 보니 민망하여 다시는 따라 나서지도 못했습니다.

그러던 어느 해 오랜만에 치른 건강검진 결과를 받아보고는 가슴이 덜컥했습니다. 혈압, 당, 고지혈, 체중 등 여러 가지가 숫자가 정상의 상한선을 넘어서 반짝거리는 빨간 글자로 엄하게 경고하고 있었습니다. 막연히 괜찮겠지 하다가 허를 찔렸습니다. 그래서 대수롭지 않게 그러나 단호하게 운동을 시작하였습니다. '반드시 내년 검사 결과는 정상범위 안으로 가져오리라.'

월요일과 금요일에는 퇴근 후에 쓰레기 재활용 분리수거를 위해 아파트 현관문을 나서는 용기를 내었습니다. 주말에 집에서 식사를 하는 경우에는 감히 설거지를 자청하였으며, 출근 복장으로 입는 하얀 와이셔츠 1주일 치 5장 다림질을 자청하여 담당하였습니다. 일상생활 속에서 1칼로리라도 덜어낼 방법을 찾았습니다.

그리고 가볍고 쉬운 운동으로 걷기를 택했습니다. 집을 나서서 어디까지 얼마나 걸어야 할까? 우선 아파트단지 주변에서 출발하였습니다. 사방 500m 단지, 북쪽으로는 한강, 동쪽과 서쪽에는 찻길, 남쪽으로 8차선의 큰길을 건너면 먹자골목과 재래시장이 있습니다. 장차 목표는 한강으로 나가는 것이지만 우선은 그 반대쪽에서 사람의 발길이 복잡한 먹자골목을 택하였습니다. 지루하고 따분하지 않게 천천히 세상과 사람 구경을 같이 하려함입니다. 가슴 설레는 첫날, 딸랑 30분을 걸었습니다.

거리로는 2㎞ 남짓입니다. 그만큼 가지고도 꽤나 흡족해했습니다.

　그리고 다음 날, 또 다음 날. 그렇게 날은 쌓였습니다. 러닝셔츠도 땀에 조금은 젖는 듯했습니다. 1주일, 2주일, 한 달, 두 달, 6개월쯤 지나자 운동이 생활로 스며들어 습관으로 자리 잡아가고 몸에도 변화가 있었습니다. 우선 체중이 조금이지만 지속적으로 감소하였습니다. 식이 조절은 식사 때마다 쌀밥의 양을 반 숟가락 정도 줄이고, 씹는 시간을 늘렸습니다. 그렇게 하기를 5년이 지나니 체중은 8㎏ 감소하였고, 다른 건강 수치도 좋은 쪽으로 이동하였습니다. 식사량을 약간 줄이고 운동으로 소비를 늘려서 체내에 쌓이는 칼로리를 빼내는 가장 단순한 방법이었습니다.

　저자의 운동 얘기가 너무 시시한가요? 재활의학 의사로서 모든 이에게 강조하는 운동이 바로 이것입니다. 누구나 마음만 먹으면 쉽게 할 수 있을 정도의 가벼운 운동, 그 얘기를 풀어갑니다.

1

운동이란
무엇인가

꾸준하고 가벼운 운동은 근육과 뇌에 얇은 기억으로 켜켜이 쌓인다. 밀가루 반죽을 여러 겹으로 층을 쌓아 바삭하게 구운 프랑스식 과자 '밀푀유'를 떠올리면 좋다.

아기가 처음 뒤집기 하는 모습을 본 적이 있는지요? 보통 생후 4~5개월쯤 아기는 바닥에 누워 두 팔과 두 다리를 허공에 버둥거리다가 몸을 180도 뒤집어서 엎드리게 됩니다. 뒤집기에 성공한 아기는 엄마아빠와 눈을 맞추며 새로운 세상을 만납니다. 누워서 보던 때와는 확연히 다른 세상을 파악하는 것이죠.

고개를 가누고 뒤집기를 포함해 사람은 태어나서 12개월 동안의 발달 과정에서 진화의 긴 과정을 짧게 반복합니다. 바닥에 누워 두 팔과 두 다리를 허공에 버둥거리다가, 머리를 바닥에서 들어 올려 고개를 가눕니다. 몸통을 굴리고, 배밀이를 하고, 네발로 기고, 앞길을 가로막는 가구를 붙들고 일어서더니 옆걸음질을 칩니다. 순간 손을 놓고 흔들흔들 혼자 섭니다. 첫 발짝을 내디디며 걷다가 엉덩방아를 찧습니다. 아프지도 않은지 다시 일어납니다. 큰 박수를 받습니다. 넘어지고 깨지면서 시행착오를 반복하며 온 세상을 돌아다니며 즐거운 경험을 합니다.

이 모든 발달과정 행동이 중력을 거스르는 운동에 해당합니다. 사람은 기나긴 시간 진화의 단계를 밟으면서 중력을 견디고 두 발로 서서 걷게 되었습니다. 손은 땅으로부터 자유로워졌습니다. 중력을 이제부터는 몸을 일으켜 세우는 '운동의 도구'로 사용할 것입니다.

중력은 당연히 인생의 전 주기를 관통합니다. 인생의 후반에는 중력이 본색을 드러냅니다. 무섭고 무겁게 살며시 다가와 스며들어 피할 방법이 없습니다. 다리에 힘이 빠지고, 몸이 무겁고, 바닥에서 일어나려면 '아이고' 소리가 절로 납니다. 중심을 잡기 어렵고 비틀거려 삶 자체가 흔들립니다. 움직이는 것이 귀찮고 자꾸 눕고 싶습니다. 바닥이 나를 부릅니다. 다시 '네 다리' 시절로 돌아갑니다.

평생 운동하는 사람

한시적으로 목표를 정해서 운동하는 것은 바로 그 효과가 사라지기 때문에 좌절감을 느낄 수 있습니다. 겉으로는 하찮게 보이는 운동방법이더라도 내게 맞는 것을 선택하여 '평생 운동하는 사람regular exerciser'이 되는 것을 목표로 삼고 지속적으로 운동하는 것이 바람직합니다. 연령이 높아질수록 조심스럽게, 점진적으로, 꾸준한 운동으로 합니다.

❶ **걷기운동** 두 다리 걷기는 만물의 영장인 사람의 상징입니다. 태어나서 첫돌이 될 무렵 혼자서 두 다리로 걷기 시작해서 가급적이면 오랜 세월 동안 걸을 수 있기를 간절히 바랍니다.

❷ **스트레칭** 좁은 공간에 갇혀 지내는 상황에서도, 잠자리에서도 할 수 있는 운동입니다.

❸ **호흡운동** 어머니와의 육체적인 분리 후 울음으로 첫 숨을 쉬고, 숨이 끊기면서 생을 마감합니다. 이렇듯 호흡은 생명의 시작과 끝을 알리며, 동시에 생과 사를 넘나드는 경계에 자리하고 있는 중요한 현상사건입니다.

❹ **근력운동** 흔히 운동, 하면 떠올리는 것입니다. 가장 많이 하는 보편적인 것을 빼고 가면 섭섭해서 기구 없이 중력만 이용하는 방법을 정리하였습니다.

이 네 가지 운동을 언제까지 무리 없이 수행하느냐가 건강의 관건입니다. 노인들이 흔히 '998834', 곧 "99세까지 88하게 살다가 딱 3일 아프고 4死 하는 게" 좋다고 합니다. 근력운동은 못하고 겨우 걷거나, 걷지도 못하고 누워서 겨우 기지개를 펴거나, 이도 아니면 겨우 숨만 쉬는 삶은 건강수명에서 제외됩니다. 한국 사람의 경우 평균수명에서 약 10년을 뺀 수치가 건강수명에 해당합니다. 평균수명과 건강수명의 10년 갭을 줄이는 방법이 바로 '네 가지 운동'입니다.

운동을 할 때 주의할 점이 있습니다. 운동에 따르는 부작용입니다. 운동할 때 숨이 가쁘고, 쉽게 피로하거나 통증이 나타나면 위험이 가까이 다가온 경고입니다. 이러한 상태에서 더욱 무리하면 생명을 잃을 수도 있기 때문에 우선 운동의 강도를 줄이거나 중지하는 것이 안전합니다. 그리고 주치의를 방문하여 점검하고 형편에 맞는 운동을 추천받아 안전하게 실행하는 것이 좋습니다. 나쁜 운동은 없습니다. 다만 잘못 골랐으며 무리했을 뿐입니다.

기초 체력과 여유 체력

대부분의 근무시간을 사무실에서 업무 처리를 하면서 지내는 경우, 출근하고 사무실에서 8시간 동안 일을 하고 퇴근 후 무사히 귀가를 할 수 있을 정도가 최소한의 생활인의 '기초 체력'이라 하겠습니다. 반면에 프로 축구 선수에게는 전후반 90분의 경기와 연장 경기를 치르고 경기장에 쓰러져 누울지라도 그 정도는 되어야 기초 체력을 갖추었다고 할 수 있습니다. 하루 종일 누워 지내며, 먹고, 배설하기만을 반복하면 기초대사량 basal metabolic rate, BMR으로도 충분합니다. 그러나 자신만의 시간-공간 계획을 세워서 생활하기 위해서는 그보다 여유 있는 에너지체력가 필요합니다. 기초 체력만 가지고는 여가시간에 가벼운 취미활동조차 할 수 없습니다.

일반적으로 사람들은 평소 자신의 매일 활동에 어울리는 '여유 체력'을 갖고 있습니다. 그래야 업무 외에도 가볍게 산보를 하거나, 취미생활을 즐길 수 있습니다. 만일 여유가 부족하면 피로와 좌절이 뒤따르게 됩니다. 여유 체력은 생활과 노동과 취미활동과 운동을 온전히 견디는 힘인데, 이는 저절로 생겨나지 않습니다. 보통의 젊은이는 특별히 추가적인 노력을 하지 않더라도 적당한 활동에서는 피로감을 느끼지 않습니다. 그러나 업무의 노동 강도가 있거나 병약한 경우에는 늘 피로감을 달고 삽니다. 노년이 되면 이러한 현상은 점점 더 두드러집니다.

여유 체력을 기르기 위해 운동을 택합니다. 세상에는 수많은 운동이 있습니다. 안타깝게도 운동은 대체로 사람과 친하지 않습니다. 운동을 하면 건강에 좋다는 당연한 정보는 셀 수 없을 정도로 넘쳐납니다. 운동을 왜 해야 하는지는 알겠는데, 무엇을, 어떻게 할지 모릅니다. 운동을 멀리할 수 있는 좋은 핑곗거리입니다. 골프, 수영, 테니스, 스키, 근력운동, 스트레칭, 축구, 농구 등 기술에 대하여 설명하는 책이 많이 있습니다. 그러나 그 전체를 아우르고 오지랖 넓은 운동에 관한 책은 없습니다.

브레인머슬닷컴brain-muscle.com

근육은
뇌의 분신

몸의 구조와 기능은 여덟 계통으로 분류합니다. 첫째 정신기능, 둘째 감각기능과 통증, 셋째 음성과 말하기 기능, 넷째 심혈관계와 혈액계, 면역계와 호흡기계의 기능, 다섯째 소화기계, 대사와 내분비계의 기능, 여섯째 비뇨생식기계와 생식기계 기능, 일곱째 신경근골격계와 운동과 관련된 기능, 마지막으로 피부와 관련된 구조물의 기능입니다. 이 순서가 곧 서열을 의미하기도 합니다만, 재활의학과를 전공하는 저자의 생각은 좀 다릅니다. 서열 1, 2, 3위는 뇌가 담당하는 영역이기에 양보하겠습니다. 그 다음 4위는 당연히 근육과 운동기능이 있어야 한다고 강력히 주장합니다. 이 책을 쓰는 이유입니다.

뇌가 정신활동의 중심인 것은 분명합니다. 뇌는 신경세포 덩어리이므로 물질몸, 육체이면서도 정신세계마음, 무의식과 의식, 사유, 실행를 관장합니다. '뇌는 운동의 내면화'라고 합니다. 따라서 근육은 뇌의 대변자입니다. 사람이 하는 행동을 보고 그 사람의 성격과 마음가짐을 알아차릴니다. 심리학에서는 행동을 보아 그 사람의 심리를 읽고 해석합니다. '행동을 근육, 마음을 뇌'로 번역하면 뇌의 의도를 근육이 수행한 것으로 정리할 수 있습니다. 삶의 무대에서 뇌 속 정신적 콘텐츠를 근육이 행동으로 표현합니다.

일례로 자신의 생각을 표현하는 언어를 살펴봅니다. 호흡근으로 호흡을 하면서 나오는 바람이 성대인후근육를 울려서 소리를 만듭니다발성. 소리에 의미를 입혀서 말을 만드는 발음 과정에는 입속의 연구개, 혀와 입술을 동원합니다. 물론 뇌에서는 말이 꼬이지 않게 문법에 맞게 말의 순서를 미리미리 준비하고 있습니다. 근육은 뇌의 분신인 셈입니다.

더 극적으로 표현하려면 감정을 담아 강약-장단-고저의 조화를 부려 흐르는 멜로디에 올려 태우면 훌륭한 오페라의 아리아가 됩니다. 겉보기는 단순하고 쉽지만, 설명하기는 어렵고 복잡한 게 일상생활동작입니다. 이러한 동작은 100%, 근육이 수행한 결과입니다.

이런 내용을 미처 알지 못하는 우리는 멋진 행동을 수행한 주인공인 근육의 존재를 전혀 알 수 없습니다. 별 볼일 없는 고깃덩어리처럼 푸대접을 받고 있습니다. 전문가와 일반인 모두의 관심과 관리 부재에 대한 심각한 반성이 필요합니다.

심장, 폐, 간, 신장은 '뇌와 근육을 위한 조연'

　전신 8계통의 서열에 더해 또 다른 차별도 있습니다. 소위 5대 생명기관vital organs으로 뇌, 심장, 폐, 간, 신장을 꼽습니다. 이들은 생명유지에 결정적인 역할을 맡고 있습니다. 반면에 제 기능을 수행하지 못할 때는 여러 가지 문제를 일으키며, 각종 만성 질환의 표적이 되어 생명을 위태롭게 합니다. ① 뇌: 치매, 파킨슨병, 뇌졸중 ② 심장: 관상동맥질환, 심근경색, 심장마비 ③ 폐허파: 폐암, 천식, 만성기관지염 ④ 간: 간암, 간경화, 간염, 지방간 ⑤ 신장콩팥: 만성신부전 등입니다. 이토록 중요한 생명기관을 다루는 전문의는 자부심이 대단합니다.

　하지만 저자는 이들을 '뇌와 근육을 위한 조연'의 역할로 치부합니다. 뇌와 근육이 주도적으로 생활/활동을 하는 동안 산소와 영양소를 섭취하고, 혈액 순환은 온몸에 배송을 담당하며, 에너지 생산한 후에 발생하는 노폐물과 독성물질을 제거하는 역할을 합니다. 각종 위험으로부터 몸과 마음을 지키는 역할 등 다양하고 복잡합니다. 다행스럽게도 진화의 선택은 이들을 자율신경계의 통제 하에 두었습니다. 뇌의 통제를 받지만, 의지와 상관없이 자율적으로 운영활동을 합니다.

　활동량이 늘어나고 줄어듦에 맞추어서 이들의 활동은 이차적으로 조절됩니다. 달리기를 하면 숨이 가빠지고 심장도 쿵쾅거리며 뜁니다. 휴식을 취하면 이내 평상시의 호흡과 심장박동으로 돌아옵니다. 나의 의식과 의지를 동원하여 심장과 폐에 특별한 지시를 하지 않아도 섬세하게 조절이 됩니다. 그러나 내가 마음을 먹는다고 조절을 할 수 없습니다. 행동에는 심장, 폐, 간이나 신장의 활동은 어디에서도 나타나지 않습니다.

5대 생명기관을 강화하는 근육

　하반신 마취를 받아본 적이 있습니다. 마취가 풀리면서 근력은 거의 정상으로 돌아왔는데 감각이 아직 완전히 돌아오지 않은 상태에서 발을 땅에 디디다가 무릎이 꺾이며 주저앉을 뻔 했습니다. 누구나 일시적이나마 몸의 근육을 마음대로 조절할 수 없었던 경험이 있을 겁니다. 정작 문제는, 5대 생명기관인 '뇌, 심장, 폐, 간, 신장'을 평생 내 맘대로 조절할 수 없다는 사실입니다.

　뇌, 심장, 폐, 간, 신장은 사람의 생명을 유지하는 데 필수적인 5대 생명기관입니다. 이 가운데 맏이는 뇌brain입니다. 1500g 정도의 메밀묵을 만지는 듯한 느낌을 주는 뇌가 인간의 중심입니다. 우리의 정신세계를 포함하여 삶 전체를 좌우하는 생명기관 중에서도 으뜸입니다. 고위 감각기능, 주의집중, 기억, 실행능력, 언어기능, 수행 등을 종합한 게 뇌의 활동입니다.

심장은 600g 정도의 주먹만 한 크기의 근육 덩어리입니다. 하루 10만 번, 평생 25억 번의 박동을 합니다. 생명기관이라고 하지만 뇌와 근육을 위한 보조기관에 해당합니다. 평소에는 조용하게 활동을 하지만 근육이 활발하게 움직이면 근육에 혈액을 적절하게 공급하기 위하여 최대 주행 속도까지 올려서 달려갑니다. 그러나 근육의 활동성이 휴식기로 돌아오면 심장의 활동 역시 평온한 상태로 복귀합니다.

폐 역시 생명기관이라고 하지만 뇌와 근육을 위한 보조기관입니다. 작은 꽈리모양의 풍선들이 모여 있는 구조를 생각할 수 있습니다. 한 번 호흡에 0.5ℓ가량의 공기가 들고 납니다. 평소 편안한 상태에서는 1분에 16회 정도로 조용하게 호흡을 합니다. 하루 2만 번 가량이 됩니다. 활동을 하면 호흡수도 증가합니다. 걸으면 1분에 27ℓ, 달리면 50ℓ 가량의 공기가 필요합니다. 근육의 활동이 많아지면 근육에 산소가 많이 필요하므로 폐가 최대로 확장하면서 호흡 횟수가 늘어납니다. 그 결과 혈액의 산소 농도는 높아져 근육의 활동에 필요한 에너지를 생산하는데 기여를 합니다. 그러나 근육의 활동성이 제자리로 돌아오면 호흡도 평온한 상태로 복귀합니다.

간은 3000억 개의 세포로 이루어져 무게는 1500g 정도에 불과하지만 인체에 있어서 가장 다양하고 복잡한 생화학공장으로서 에너지 대사, 해독, 면역살균작용을 합니다.

　신장은 강낭콩 모양의 한 쌍으로 혈액을 정화하는 일을 맡습니다. 대사작용 후에 생산되는 수분을 비롯한 노폐물을 소변으로 배출합니다.

　뇌를 제외한 4개의 기관은 뇌와 근육이 주도적인 활동을 하는 동안 산소가 가득한 혈액의 순환과 그에 따른 영양의 공급을 담당하며, 대사 후에 생산되는 노폐물과 독성물질을 제거하는 역할을 담당합니다.

　이들이 제 몫을 다하지 못하게 되면 뇌는 치매·뇌졸중, 심장은 관상동맥질환·심근경색·심장마비, 폐는 폐암·천식·만성기관지염, 간은 간암·간경화·간염, 신장은 만성신부전 등 각종 만성 질환의 선두 주자가 되기도 합니다.

　문제는 이 기관들이 내 말을 듣지 않는다는 점입니다. 예컨대, '심장아, 힘차게 움직여라' 하고 아무리 주문을 왼들 소용없습니다. 대신 전신운동을 하면 심장은 근육에 혈액순환을 늘리기 위하여 더 바쁘게 박동을 합니다. 이렇게 훈련을 하면 심장은 간접적으로 튼튼해집니다. 폐, 간, 신장도 마찬가지입니다. 모든 기관들이 운동에 따른 대사의 증가를 따라잡기 위하여 기능이 증가되는 간접적인 운동 효과를 봅니다. 뇌도 마찬가지입니다. 근육은 뇌의 지시를 받지만 거꾸로 근육의 움직임은 뇌도 건강하게 바꿀 수 있습니다.

생명기관을 직접 강화하는 운동은 없습니다. 근육을 이용한 간접적인 방법이 있을 뿐입니다. 내 마음대로 움직여주는 유일한 내 몸의 기관, 근육을 움직여 활동적인 생활로의 변화를 시작합니다. 내가 조절할 수 있는, 내가 통제할 수 있는 기관이 있기에 얼마나 다행인지 모릅니다.

근육,
마음과 통하는 문

일상생활 동작의 행동은 오랜 반복에 의해 자동화 패턴으로 익숙한 동작입니다. 양치질은 칫솔에 치약을 발라 윗니 아랫니 닦기이며, 식사는 숟가락과 젓가락을 이용하여 음식을 입에 넣고 꼭꼭 씹는 동작입니다. 식사를 하면서 한쪽으로는 스마트폰질을 하여 멀티태스킹도 가능합니다. 이러한 동작은 시작 스위치만 켜면 자동적으로 진행합니다.

젓가락으로 콩자반 집기를 할 수 있으려면 오랫동안 수많은 반복이 필요합니다. 특정한 동작에 대한 훈련을 하는 동안에는 정신 집중이 필요합니다. 잘못된 동작에 대한 의식적인 수정이 필요하기 때문입니다. 반복의 전 과정에서 뇌와 근육의 긴밀한 대화가 있습니다. '자동화 패턴'을 만들어 완성시키면서 점차적으로 의식의 아래 단계로 내려 보냅니다.

일단 자동화 패턴이 만들어진 뒤에는 몸이 기억하는 단계, 즉 절차기억으로 변환되어 뇌 피질의 아랫부분에 저장되어 있다가 언제든 필요할 때 꺼내 사용합니다. 피아노 연주, 공 던지기, 운전, 신발 끈 묶기와 같은 기술 등 습관화된 행동들이 포함됩니다. 일례로 초등학교 때 자전거 타기를 익히면, 성인이 되어서 다시 배우지 않아도 됩니다.

근육은 내 마음대로 움직이고, 필요한 동작은 완벽한 자동화 패턴으로 만들어 소유하고, 또 다른 동작을 새롭게 시도할 수 있는 유일한 부분입니다. 그러므로 삶은 뇌의 생각과 근육의 움직임으로 소통하는 끊임없는 대화, 곧 'life = brain-muscle.com communication'이라고 정의할 수 있습니다.

세상이 보내는 신호를 감각기관sensory으로 받아들이고, 그에 대해 운동기관motor이 신호를 만들어 세상에 반응합니다. 그래서 사람을 '감각>운동.기관sensory>motor.org'이라고 표현합니다. 뇌는 감각기관과 운동기관 사이에 자리를 잡고, 양쪽을 통제하는 중심역할을 하면서, 반응으로 내보낼 콘텐츠 생산을 담당합니다sensory>brain>motor.org.

모든 길이 로마로 통하듯, 신경계의 모든 신호와 정보는 근육으로 전달되어 행동으로 표현합니다. 뇌의 생각을 근육에 전달하기 위한 통로가 있습니다. 운동 신경로입니다. 정보를 가장 빠르게 전달하는 조건으로 구성되어 있습니다. 개별 신경세포를 단 2개만을 사용해서 뇌에서 근육까지 전달하며, 초속 100m로 신경이 전달하는 속도 가운데 가장 빠른 속도입니다.

근육을 조절하는 것은 뇌입니다. 사람이 마음먹은 대로 뇌에서는 특정 영역이 활성화됩니다. 해당 신경세포가 활성화되고 신경으로부터 지배를 받는 운동뉴런motor neuron이 흥분합니다. 그 지배하에 있는 근섬유는 거의 동시적/순차적으로 흥분하거나 수축됩니다. 이 과정을 거쳐 우리 몸의 모든 근육은 움직입니다.

정신세계를 관장하는 대표인 뇌와 동적인 육체를 대표하는 근육이 어떻게 만나서 소통을 하고 사람을 사람답게 하는지 생각해 봅니다. 이를 재활과 운동의 관점에서 사람을 '브레인머슬닷컴brain-muslce.com'으로 다시 정리합니다. 근육만으로도 둘째가라면 서러워할 훌륭한 감각기관이기에 감각을 뺀 브레인머슬닷컴으로 충분합니다.

뇌를 변화시키는 근육

나이가 들면 머리가 굳는다고 합니다. 또 뇌는 한번 다치고 나면 회복이 되지 않는다고 믿어왔습니다. 물론 성인이 되기 전 유아기, 아동기, 청소년기에는 뇌가 끊임없이 성장하므로 변화의 정도가 매우 클 것이고 학습의 능력도 성인의 것과는 비교가 되지 않을 정도로 높습니다. 그러나 뇌는 계속 변합니다. 이를 뇌의 가소성plasticity이라고 합니다. 뇌는 평생 동안 개인이 겪는 여러 가지 환경의 변화, 자극의 변화에 따라서 조금씩 변화한다는 사실이 과학적으로 입증이 되어 있습니다. 뇌가 평생 동안 어떠한 자극을 받고 자리가 잡혀 왔는지에 따라서 병적인 상황에서의 대처 능력도 달라집니다. 따라서 근육을 움직임으로써 자극된 감각신경은 뇌를 변화시킬 수 있습니다. 이와 같은 근육의 기능을 '긍정적인 세뇌'라고 부를 수도 있습니다.

요령과
기술과
훈련

브레인머슬닷컴brain-muscle.com, 즉 두뇌와 근육의 소통은 운동에서 핵심을 차지합니다.

턱걸이를 예로 들면, 턱걸이를 못하는 사람이라고 모두 힘이 부족한 건 아닙니다. 턱걸이 동작을 수행하기 위해 필요한 동작을 자극하는 신호를 전달하는 훈련이 부족할 뿐입니다. 턱걸이에 필요한 자신의 몸의 부위근육에 신호를 전달하는 반복 훈련으로 요령고난이도의 기술이라고 하기보다을 익히면, 체력에 따라 3~4개는 쉽게 할 수 있습니다. 그 이후는 전반적인 체력 훈련을 통해서 턱걸이 횟수를 늘려나가게 됩니다.

모든 운동이 마찬가지입니다. 뇌가 원하는 동작에 참여하는 몸 여러 부위의 다양한 근육이 만드는 힘의 방향과 시간빠르기, 유지하는 기간을 한 치의 오차도 없이 정교하게 맞추어야 합니다. 이 모든 일련의 동작을 이루어 내기 위하여 통제하는 기전을 조절coordination이라 합니다.

이 모든 순간에 각 근육 자신이 수행하고 있는 일을 실시간으로 뇌를 향해 보고하는 신호를 보냅니다고유수용감각, proprioceptive sensation. 우리 몸에는 대략 700개의 낱개 근육이 있습니다각 근육은 그 놓인 자리와 방향에 따라 수행하는 기능이 다릅니다. 실시간으로 모여드는 엄청난 양의 신호를 의도한 동작을 수행하는 데 적절한지 비교하고 분석하여 미세한 수정을 하여 다음 명령신호를 보냅니다. 모든 조절의 과정은 무의식 수준에서 자동으로 이루어집니다. 고된 반복으로 축적을 하는 훈련 과정은 복잡한 조절과정을 의식하면서 수정하여 무의식과정으로 수행할 수 있도록 운동패턴습관 프로그램을 만드는 것입니다. 이런 자동화 과정을 성공적으로 수행하려면 수백만 번의 반복 동작이 필요합니다.

휴식을 하는 동안에도 근육의 기저에는 유유하게 흐르는 근육 긴장 muscle tone이 있습니다. 스트레스로 긴장을 하면 예민하게 작동을 하여야 할 조절에 문제가 생깁니다. 흔히 긴장을 했네, 몸이 덜 풀렸네 하는 상황이 그것입니다.

근육의 긴장이라는 관점에서 볼 때, 골프가 가장 어려운 경우에 속하는 예입니다. 골프는 긴 채로 작은 공을 정확하게 맞춰야 합니다. 땅에 고정한 발바닥에서 머리에 이르는 축을 유지하면서 손으로 쥐고 있는 기다란 금속 막대기 끝으로 자그마한 공을 똑바로 멀리 쳐내야 합니다. 몸에 있는 모든 근육을 아주 미세한 조정을 통해 정교하게 사용하여야 합니다. 아이언보다 드라이버가 어려운 이유는 채의 길이가 길수록 동작의 안정성이 떨어지기 때문입니다. 골프는 멘탈 게임이라 하니 조절은 더욱 어렵습니다. 골프보다 긴 도구를 사용하는 것은 장대높이뛰기, 창던지기, 조정경기, 폴로 정도입니다. 도구를 사용하는 방법이 다르므로 비교하기 어렵지만, 긴 길이만큼 조절이 어렵지만 골프에 비해서는 동작이 단순합니다.

골프를 잘 하기 위한 방편이나 요령이 대단히 많습니다. 하지만 턱걸이에서 언급한 내용을 골프로 대입하여 간단히 정리할 수 있습니다. 골프에 필요한 동작을 자극하는 신호를 전달하는 훈련을 거듭하는 것입니다.

근육의 재발견

뇌가 없으면 근육이 없고, 근육이 없으면 뇌가 없다

　동물과 식물의 차이점 가운데 하나는 생명을 유지하는 방식입니다. 동물은 움직여야, 곧 운동해야만 생명이 유지되고 건강하며, 식물은 제자리에 머물러야 생명이 유지되고 건강합니다. 그리고 운동은 아무리 작은 운동일지라도 신체 어딘가에 존재하는 근육들이 수축함으로써 일어납니다.

　운동이 가능한 다세포 생물이라면 최소한 원시적 수준의 뇌를 가지고 있습니다. 동물은 뇌를 가지고 있는 반면에 운동하지 않는 식물은 뇌가 없습니다. 운동과 뇌의 관계는 멍게의 일대기에서 극명하게 드러납니다.

　멍게는 미성숙한 유생 상태일 때 헤엄을 치며 돌아다닙니다. 멍게의 유생은 운동을 할 수 있을 뿐 아니라 진동에 민감한 원시 장치와 빛을 감지하는 원시 장치를 갖고 있습니다. 이 두 장치는 각각 귀와 눈에 해당합니다. 즉 유생 멍게는 신경계, 즉 뇌를 갖고 있다고 할 수 있습니다.

그러나 성숙한 멍게는 생활 방식을 바꿔 바위에 붙어서 삽니다. 바닷물을 걸러서 먹이를 섭취하기 때문에 더 이상 헤엄쳐 다닐 필요가 없는 것입니다. 멍게는 결국 자신의 뇌를 먹어 버립니다. 이처럼 경이로운 행동의 원인을 다음과 같이 해석합니다.

신경계를 가동하려면 비용이 많이 듭니다. 예컨대 사람의 몸에서 뇌가 차지하는 비중은 2%에 불과하지만 뇌는 신체 에너지의 20%를 사용하는 비싼 대가를 요구합니다. 멍게의 입장에서 굳이 운동이 필요하지 않다면 값비싼 뇌를 유지할 까닭이 없는 것입니다.

멍게의 사례에서 알 수 있듯이 움직이는 동물에는 뇌가 존재하고, 정착해서 살아가는 생물에게는 뇌가 필요 없습니다. 움직이는 동물은 끊임없이 바뀌는 환경과 접촉하기 때문에 뇌가 필요합니다. 동물에게는 지금 벌어지고 있는 상황을 즉시 알아차릴 수 있는 장치가 필요하며, 동시에 그 상황에 반응할 수 있는 장치도 매우 중요합니다. 이 반응 장치를 이용해서 포식자를 피하거나 먹이를 추적할 수 있습니다. 그 모양, 크기, 발달 정도에 관계없이 기본적으로 뇌가 있어야 운동의 결과로 생존이 보장되며, 생존 보장을 위해 운동을 하는 것입니다. 동물의 운동방식은 생활 방식에 따라 다릅니다. 공중 곡예를 펼치듯 나무를 타는 원숭이, 정교하게 활강하는 독수리, 수많은 발을 조화롭게 움직이는 지네에서 볼 수 있듯이 생활 방식에 맞춰 각자 독특한 운동을 합니다.

그렇다면 운동은 어떻게 일어날 수 있을까? 뇌에서 시작된 신호가 척수를 따라 내려온 후에 근육의 수축이 일어납니다. 다양한 근육을 조정하는 신경들이 근육의 위치에 따라 질서정연하게 척수에서 나옵니다. 손상된 척수의 위치에 따라 다양한 정도의 운동 장애를 보입니다.

뇌의 지시나 조정 없이 척수가 자율적으로 기능을 수행하는 경우도 있습니다. 이러한 운동을 '반사'라고 합니다. 반사란 특정 자극에 대해 일정한 반응을 보이는 것을 뜻하며, 대표적 예로 무릎반사가 있습니다.

근육이
곧 삶이요 역사!

생명이라 하여도 좋고, 삶이라 하여도 괜찮습니다. 근육은 내가 마음을 먹고, 나를 움직여서, 생명을 값지게 만드는 유일한 신체 부분입니다. 근육은 인간이 살아가는 모습이며, 인간이 보여주는 삶의 내용, 그 자체입니다. 인간의 의사 표현 또한 미묘한 보디랭귀지에서 정교한 말이나 단순하지만 명확한 포옹에 이르기까지, 거의 모두 운동을 통해 일어납니다.

가파르게 진행하는 고령화 사회에서 살아가는 우리에게 근육의 역할은 매우 중요한 의미가 있습니다. 근육에 대한 충분한 이해가 필요합니다. 운동이 좋고, 운동을 해야 하는 것도 알고 있습니다. 그러나 실천하기 어렵고, 구체적으로 어떻게 해야 하는지 그 방법을 모릅니다. 그러니 무엇을 어찌 해야 하는지 아는 것이 우선입니다.

근육은 사용하지 않으면 퇴행합니다. 근육은 운동으로 길이와 부피가 늘어나 탄력과 힘을 되찾을 수 있습니다. 운동의 방법이란 근육을 어떻게 사용하는가를 말합니다. 즉, 근육사용법입니다. 구조를 알고 있으면 좋고, 그 생리학적 기전을 알 수 있으면 금상첨화입니다. 고등학교 수준의 생물을 안다고 하여도 많은 이해를 할 수 있습니다. 조금만 노력해도 다음 수준까지 가기에 심각한 어려움은 없습니다.

모든 활동 정보는
근육으로 통한다

근육을 조절하는 중추는 대뇌입니다. 몸의 주인이 마음먹으면 그대로 대뇌 피질의 운동영역이 활성화되고 명령이 떨어집니다. 뇌의 명령은 중간 경유지인 뇌간과 척수에 자리한 운동신경세포인 전각세포에 전달됩니다. 전각세포가 활성화되면 그 지배하에 있는 근육 근섬유는 흥분하고 수축합니다.

근육과 뇌를 공부함에 있어 중요하고 결정적인 개념을 하나 소개합니다. 최종공동경로Final Common Pathway입니다. 대뇌피질의 운동영역에 있는 상위 운동신경세포에서 명령을 내립니다. 브레인머슬닷컴에서 설명하였듯 뇌에서 계획하는 모든 의도는 남김없이 전신의 근육으로 집결합니다. 그 중간에 들르는 중요한 지점이 있습니다. 척수의 전각세포이며 하위 운동신경세포라고 합니다. 깔때기의 넓은 입구가 좁아져 하나로 모이듯 하위 운동신경세포는 위로는 뇌대뇌, 소뇌, 뇌간, 인접한 척수 부위와 여러 감각고유수용감각, 통각, 온도감각 등으로부터 수많은 정보를 받습니다. 그중에 가장 강력한 신호는 뇌로부터의 명령입니다. 이를 종합한 결과는 최종적으로 근육으로 향하게 되어 있습니다. 최종공동경로라고 칭하며, 모든 길이 로마로 통하듯 모든 정보는 이를 통해 근육으로 전달됩니다.

전신에 골고루 분포된 근육은 낱개로 700개가량입니다. 개별 근육 몇몇씩 모여서 집단을 이룹니다. 크고 작은 집단 속에서 부드럽게 협조하면서 자신의 역할을 담당합니다. 몸에서 움직이는 모든 마디마디관절는 근육의 영향 아래 있습니다. 이런 근육을 모두 모으면 체중의 절반을 차지합니다. 양으로 치면 우리 몸에서 가장 큰 기관입니다. 그럼에도 별 관심을 받지 못하고 스테이크와 족발, 통닭, 훈제 연어, 오징어 튀김, 조개탕 등 음식 속의 고깃덩어리로 대접을 받았던 것이 근육입니다. 이런 푸대접이 섭섭하였지만 이제부터 그 소중함에 대하여 함께 알아보겠습니다.

근육은 수의근과 불수의근으로 나눌 수 있습니다. 먼저 수의근은 내가 운전할 수 있고, 책임져야 하는 부분입니다. 수의근이라 하여도 제대로 사용하기 위해서는 훈련이 필요합니다. 육체-정신적인 기억으로 남을 때까지는 반복해서 생활습관으로 몸에 익어야 합니다. 반면 불수의근도 있습니다. 심장, 내장, 혈관 등에 분포되어 있는 근육이 이에 해당하며 사람의 의지가 닿지 않는 자율신경계에 의해 조절이 됩니다. 물론 운동을 다루는 이 책은 수의근에 관한 이야기입니다.

걷기, 달리기, 춤추기, 혀 놀려 말하기, 숨쉬기, 눈의 빛 조리개홍채와 항문을 조이는 괄약근의 동작, 그 밖의 활동 등 몸을 움직여 살아가는 모든 생활은 근육의 움직임입니다. 그 동작의 의미와 기능을 이해하기 위해서 근육을 여러 관점으로 구분하여 이해하는 것은 쏠쏠한 재미가 있습니다.

아래에서 대비시키는 서로 상반되는 개념은 흑백의 극단적인 구분이 아니라 두 가지 속성이 섞인 회색 중에 '흑과 백' 중에 어느 쪽에 가까운지에 따르는 상대적인 표현입니다.

앞굽힘 **근육 vs 뒷**폄 **근육** 얼굴이 향하는 방향, 눈이 바라보는 쪽에 있는 앞근육을 움직이면 고슴도치처럼 몸 전체를 돌돌 말 수 있습니다. 등뼈(척추)의 마디마디가 움직이면 등이 거북이 등처럼 구부러지고 팔의 관절이 구부러져 접힙니다. 반면에 뒷근육은 말려 있는 몸을 펼쳐내는 역할을 합니다. 따라서 몸은 어느 정도의 굽힘과 폄의 사이에 있습니다.

큰힘 **근육 vs 작은**조절 **근육 vs 아주 작은 근육** 큰 근육승모근은 어깨에서, 활배근은 몸통에서, 대흉근은 앞가슴에서, 대둔근은 엉덩이에서은 겉으로 두드러져 보이는 근육으로 육체미의 상징이기도 합니다. 그 이미지대로 힘을 발휘하는 역할을 합니다. 작은 근육은 큰 근육 아래에 있거나삼각근 아래에 회전근개 근육 또는 팔과 다리의 끝부분손과 발 쪽에 자리를 잡고 동작의 섬세함을 담당합니다. 너무 작은 근육은 많이 작고 깊게 숨어 있어 볼 수 없습니다. 눈과 귀의 감각의 예민함을 극도로 조절하는 역할을 합니다. 눈알안구을 움직이는 동안근은 그래도 큰 축에 듭니다. 눈으로 들어가는 빛의 양을 조절하기 위해 동공의 크기를 조절하는 홍채근육, 귀속에서 고막의 긴장도를 조절하는 고막장근, 음성의 높낮이를 조절하는 성대 근육도 있습니다.

속 근육 vs 겉 근육 어깨나 고관절 부위에는 근육이 2~3개 층으로 이루어져 있습니다. 몸 전체는 원기둥의 형태입니다. 따라서 아래속 층은 작고 속 깊은 곳에서 있어 보이지 않지만 관절의 운동을 세밀하게 조절하는 역할을 하고 있습니다. 위겉 층의 근육은 큰 근육으로 겉으로 드러나 보이며 힘을 자랑하는 근육입니다. 대흉근 속에는 소흉근이 있고, 대둔근 속에는 중둔근과 소둔근이 있습니다.

넓고 짧은 근육 vs 길고 가는 근육 넓고 짧은 근육은 큰 근육의 속성을 많이 따릅니다. 상대적으로 길쭉하게 생긴 팔과 다리에서는 손과 발쪽으로 갈수록 근육은 가늘고 길고 거기에 더하여 긴 힘줄을 가지는 것이 특징입니다. 길이가 길다 보니 상대적으로 거리가 먼 곳에서 관절의 움직임을 담당합니다. 특히 손가락의 경우가 가장 특징적입니다단 전체 근육의 길이 중 많은 부분은 건(힘줄)의 모습을 하고 있습니다.

가까운 근육 vs 먼 근육중심 vs 말단 몸통의 척추를 중심으로 한 거리 개념입니다. 큰 근육 vs 작은 근육, 짧은 근육 vs 긴 근육의 개념과 맥을 공유합니다.

몸통 근육자세 vs **팔·다리 근육**동작 몸통 근육은 전신의 기본적인 중심을 잡고 균형을 유지하며 팔과 다리가 자유자재로 움직일 수 있는 근거를 제공합니다. 비교적 작은 근육이 집단을 이루고 있어 지속적인 활동을 하는 모습입니다. 팔과 다리는 몸통에 그 뿌리를 내리고 있습니다. 팔은 어깨관절로 다리는 엉덩이관절로 몸통에 연결됩니다.

하얀 근육 vs 붉은 근육근섬유 타입 순간적으로 빠르게 큰 힘을 내는 근육과 오래도록 천천히 꾸준하게 작은 힘을 내는 근육을 현미경 속의 색으로 표현한 것입니다. 하얀 근육은 산소를 사용하는 효율이 낮아무산소_{운동} 빨리 지치며 하얗고_{속근·백근}, 붉은 근육은 산소를 사용하는 효율이 높아_{유산소 운동} 오래도록 지치지 않으며 붉게 보입니다_{지근·적근}.

구분	지근섬유 (Type I)	속근섬유 A (Type IIa)	속근섬유 B (Type IIb)
수축 시간	천천히	빠르게	매우 빠르게
운동 단위 크기	작다	크다	매우 크다
피로 저항	높다	중간	낮다
사용 에너지 형태	트리글리세라이드	인산화 크레아틴, 글리코겐	인산화 크레아틴, 글리코겐
미토콘드리아 밀도	높다	높다	낮다
모세혈관 밀도	높다	중간	낮다
산화 용량	높다	높다	낮다
해당 능력	낮다	높다	높다
활동	유산소 장거리	무산소 중거리	무산소 단거리
현미경 단면			

각각의 단위 근육 안에서 운동단위를 언제-몇 개를-어떤 순서로 동원할 것인지, 주변의 다른 근육과 어떻게 협력할지에 따라 다양한 장면을 연출할 수 있습니다.

근육이 생산하는 힘은 신경계가 내뿜는 고도의 조절기능에 따라 예민하게 결정됩니다. 바닥에 놓인 10kg의 아령을 집어 올릴 때, 냉장고에서 요리에 사용하려고 계란을 꺼낼 때, 솜사탕을 손가락으로 살며시 조금 뜯어 낼 때 각각 그 힘 조절은 상상할 수 없을 정도로 광범위하면서도 정밀합니다.

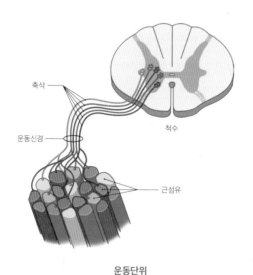

운동단위

척수의 전각세포(anterior horn cell), 그 축삭(axon)과
그 축삭에 의해 지배되는 모든 근섬유(muscle fiber)로 이루어집니다.

그 비밀의 이야기는 운동단위motor unit에서 시작합니다. 근육의 운동단위는 조립용 장난감인 레고 블록 하나와 같습니다. 여러 색깔의 여러 크기와 여러 모양의 이들의 조합에 따라서 조그마한 자동차에서 커다란 보물선이 되기도 하고, 멋있는 성채를 지을 수도 있습니다. 운동단위는 신경-근골격계에 있어서의 힘의 크기를 결정하는 기능적 단위입니다. 앞서 설명한 근육의 모양과 역할을 결정하는 기본 속성이기도 합니다.

몸을 움직이는 목적에 따라 힘 조절의 기본 크기를 결정하는 기본 단위가 운동단위로, '척수의 전각세포anterior horn cell, 그 축삭axon과 그 축삭에 의해 지배되는 모든 근섬유muscle fiber'로 이루어집니다. 하나의 신경세포뉴런가 조절하는 근섬유근육세포의 숫자는 운동단위마다 다릅니다. 큰 운동단위는 신경세포 하나에 근육세포가 수천 개가 될 정도로 많습니다. 따라서 큰 힘을 낼 수 있습니다. 작은 운동단위는 신경세포 하나당 근섬유가 수십 개에 불과합니다. 작고 세밀한 동작을 담당합니다. 모든 하나하나의 단위근육이두박근, 승모근 등에는 크고 작은 운동단위가 섞여 있습니다. 가장 작은 운동단위에게 등번호 1번을 붙이고 차례대로 2, 3, 4 …로 표기하겠습니다.

운동단위가 상호 작동하는 원리Henneman's size principle는 다음과 같습니다. 약한 전기 신호인 경우에는 전각세포를 흥분시기에 부족하여 역치閾値, 반응을 일으키는 최소한의 자극에 도달하지 못하는 아무런 신호의 전달도 일어나지 않습니다. 신호의 강도가 세져서 역치를 넘어가는 순간에 반응이 일어나며, 이는 실무율all-or-none의 법칙을 따릅니다. 근육이 가장 약하게 수축할 때는 가장 작은 1번 운동단위부터 활동을 시작합니다. 근육이 수축하는 힘의 크기를 점점 늘려 가면 1번 운동단위가 더 빠른 속도로 부지런하게 발화firing를 합니다. 1번 운동단위가 초당 5회의 빠르기로 발화할 정도가 되면 대기하고 있던 2번 운동단위가 참여동원, recruitment합니다. 이와 같은 요령으로 2번, 3번, 4번 운동단위가 순차적으로 동원이 이루어지며, 최대 힘을 발휘할 때면 모든 운동단위가 최대의 발화를 하게 됩니다. 몸통-어깨-팔꿈치-손목-손가락 마디마디까지 일사분란하게 움직입니다. 이런 방식으로 전신의 700개의 근육이 뇌의 명령에 따라 서로 잘 어우러지게 일사분란하게 움직입니다. 그러나 간혹 말을 하다가 혀가 꼬이기도 하고, 걷다가 발목이 삐긋해서 접질리는 때도 있습니다.

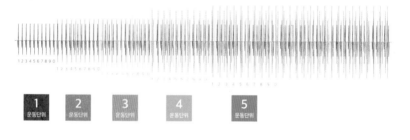

근육이 약하게 수축할 때는 1번 운동단위부터 활동을 시작하며,
힘의 크기를 점점 늘려 가면 1번 운동단위가 더 빠른 속도로 부지런하게 발화(firing)를 합니다.
1번 운동단위가 초당 10회의 빠르기로 발화하면 2번 운동단위가 추가로 참여(동원, recruitment)합니다.
이와 같은 요령으로 2번, 3번, 4번 운동단위가 순차적으로 동원이 이루어집니다

솜털을 집어 들기 위한 손놀림에서 스마트폰을 손에 쥐고 활동하기와 주먹을 쥐어 최대의 힘을 만들기 위한 손동작까지! 수많은 상황에 맞는 활동을 위해서 엄청난 경우의 수의 조합이 필요합니다. 낱개의 운동 단위들로 이루어지는 힘의 생산과 낱개의 단위 근육간의 조화로운

협력으로 만드는 모양 또는 자세! 이미 뇌에는 수없이 반복되는 움직임을 통해서 이를 무리 없이 수행할 수 있도록 프로그램을 만들어두고 있습니다. 새로운 운동을 배울 때 익숙하지 않은 즉, 이전에 경험이 없고 훈련이 없었던 동작을 하기 위해서는 유난히 신경을 집중하여 반복하여야 조금씩 나아지는 것을 알 수 있습니다.

　힘을 쓸 때, 곧 운동을 할 때 근육이 수축합니다. 운동 신경의 말단에서 근육을 수축하라는 신호를 담은 신경전달물질인 아세틸콜린을 분비하면 근육은 전체 길이가 짧아지면서 수축합니다. 근육이 수축할 경우 짧아지면서 힘을 발휘하고, 이완할 경우 길어지며 힘이 빠집니다.

　묘하게도 근육의 연료인 ATP는 짧아진 근육의 고리를 푸는 단계인 이완기에 사용됩니다. 따라서 에너지 저장 화학 물질인 ATP의 공급이 부족하면 근육은 이완이 되지 않은 수축상태로 고정이 됩니다. 만일 폐호흡이 멈추고 산소 공급이 차단되면 세포호흡이 중단되므로 ATP의 생산도 중단됩니다. 수면 중에 일어나는 종아리의 쥐도 장단지근육(비복근)의 에너지 공급 부족으로 나타나는 현상입니다. 사망 후에 일정시간 동안 몸이 굳어 있는 사후강직은 이러한 현상의 극단적인 모습입니다.

좋은 근육(good muscle)의 조건

긴장하지 않고 부드럽고, 탄력이 있다	soft	뻣뻣하다, 뭉쳤다
생활에서 필요한 힘을 지녀야 한다	strong	힘이 빠졌다, 마비된다
움직이는 관절에 맞는 길이가 필요하다	long	근육 단축, 관절 구축
오랜 시간을 견딜 수 있는 지구력이 필요하다	endurance	금방 지친다
휴식 중이나 활동하는 동안 통증이 없어야 한다	no pain	아프다, 쥐가 난다

40대가 넘으면서 근육의 힘은 1년에 1%씩 자연 감소를 합니다. 만약 심각한 병에 걸려 24시간을 잠자리에 누워서 생활하면 1주일 만에 10%의 힘이 감소합니다. 근육이 약해지면서 길이가 짧아지고 동시에 부피가 감소합니다. 그 결과 몸이 뻣뻣해지고 힘이 빠지는 느낌이 듭니다. 관리하지 않으면 몸의 변화가 빠르게 진행합니다. 약해지는 근육 때문에 전에는 느끼지 않던 여러 문제가 나타납니다. 다리에 힘이 약해져 휘청거리며 몸의 중심을 가누기 어렵고, 계단을 오르내리기에 부담을 느끼게 됩니다. 평소보다 조금만 더 무리한 일을 한 다음에는 바로 온몸에 피로와 고통이 따라옵니다. 휴식을 하여도 피로의 회복은 더디게 됩니다.

불활성에 의하여 근육이 퇴화하는 모습은 참으로 비참합니다. 마치 명태가 생태에서 코다리가 되었다가 북어가 되는 과정과 같습니다. 수분이 점차 빠져 건조되어 뻣뻣하고, 부피가 줄고, 길이도 짧아지며, 탄력과 힘을 몽땅 상실합니다. 근육이 부피가 준다는 것은 힘이 빠짐을 의미하고, 짧아지는 것은 관절의 운동 범위가 제한되는 것을 의미합니다. 근육이 쉽게 손상되므로 통증도 자주 나타납니다. 나쁜 근육bad muscle의 전형입니다.

나쁜 근육은 쉽사리 아픈 근육으로 이어집니다. 일반적으로 머리, 목과 어깨, 허리, 무릎 등에서 느끼는 통증의 대부분은 근육에 주어진 무리함의 결과입니다. 생활하면서 잘못 사용한 근육에서 문제가 발생하고 있습니다. 대부분의 통증은 아침에 잠에서 깨어 하루 종일 열심히 살고 저녁이 되어 다시금 휴식을 위해 다시 잠으로 돌아오는 반복되는 생활의 내용과 관계가 있습니다. 모니터를 들여다보는 일, 직장 스트레스, 집안일, 운동 등 모든 일상이 근육통의 원인이 될 수 있습니다. 브레인머슬닷컴의 공식에 따라 스트레스는 바로 근육 긴장으로 이어집니다. 긴장하면 온몸이 굳으며, 최고의 투수도 몸이 풀리지 않으면 공을 제대로 던질 수 없습니다. 마음으로 겪는 생활 속의 스트레스는 근육통 발생에 상당한 역할을 담당합니다.

근육을 최상의 조건으로 유지하기 위해서 관리를 위한 운동은 필수적입니다. 지속적인 움직임이 중요합니다. 사방에서 운동이 좋다고들 하니 무작정 시작합니다. 선택할 수 있는 운동의 종류는 너무도 많아 보입니다. 그러므로 왜 운동을 하려는가에 따라 운동의 종류와 정도를 조심스럽게 선택해야 합니다. 쉽게 초기에 익숙하지 않고 부담스러운 운동 때문에 통증을 겪고 중단하기 십상입니다. 이제 조심스럽지만 당당하게 진정한 운동을 시작합니다!

근육의 역할 개념:
조연에서 주연으로

무엇보다 근육은 운동을 수행하는 기관운동 수행기관-Motor입니다. 근육이 잘 발달하면 힘이 좋을 것이요, 일을 잘할 것입니다. 한편 몸짱의 외모를 좌우하는 것이 근육의 외양입니다. 너무도 중요한 역할이지만, 대부분 단순히 움직이는 쪽에서만 생각한 것으로, 이것 말고도 다음과 같이 여러 가지 역할을 수행하고 있습니다. 근육에 대한 올바른 이해가 필요합니다.

고유수용감각기관Proprioceptive sensor 근육에 대하여 조금 더 공부를 하다 보면 근육에는 너무나도 섬세한 감각기관이 있음을 알 수 있습니다. 몸을 움직이는 근육 자신이 하는 일을 사령탑인 뇌에게 보고를 하는 계통입니다. 근육은 움직이는 감각기관입니다.

사람들은 내 발을 땅에 디딜 때 내 무릎 관절은 어떤 위치에 어떤 각도의 어떤 모양으로 있는지, 내 발목은 어떤 각도로 어떻게 땅에 닿아 있는지 생각하고 움직이지 않습니다. 그저 자연스럽게 느끼고 뇌에서 수용한 것입니다. 이러한 감각을 고유수용감각이라 합니다. 고유수용감각이 둔해지면, 눈으로 내 몸을 보고 관절의 위치와 모양을 살피지 않으면, 균형을 잡고 무게를 싣고 걸음을 떼는 것이 어려워집니다.

내분비기관Endocrine organ 운동을 하면 건강해지고, 살이 빠지고, 기분이 좋아지고, 혈당이 낮아지는 등 좋은 효과가 있습니다. 무엇 때문에 좋아지는지 그 이유를 찾으려는 노력의 결과, 운동을 하는 근육에서 분비되어 전신을 돌면서 착한 일을 하는 물질을 밝혀내었습니다. 바로 마이오카인Myokines입니다. 근육에서 혈액 속으로 분비되는 물질을 통틀어 마이오카인이라고 합니다. 근육은 이 호르몬을 분비하는 내분비 기관이기도 합니다.

기억생산기관Engram 기억의 저장, 즉 엔그램engram의 형성은 개개의 경험에 대응하여 활동하는 피질연합영역 뉴런의 시냅스에 구조적인 변화가 생기고, 나중에 재현 가능한 형태로 남습니다. 해마hippocampus가 기억정보를 저장하기 쉬운 상태로 부호화하여 저장하는 데 관여한다고 알려져 있습니다. 절차기억procedural memory은 연습의 결과로서 점진적으로 습득하는 기술 또는 행하는 방법을 아는 것으로, 우리가 배우는 대부분의 행동이나 신체적 기술을 유지하는 지식을 말합니다. 킥보드 타기, 피아노 연주, 컴퓨터 키보드 작업 등이 이에 해당합니다. 이 경우에 근육은 기억을 생산하는 기관으로 작용합니다. 자세, 태도, 행동, 습관은 모두 근육을 반복 사용하는 훈련의 결과로 나타나는 몸과 마음에 기억된 것의 현재 표현입니다.

근육 속 미토콘드리아,
에너지 대사의 메카

미토콘드리아는 거의 모든 유형의 인간 세포에 존재하며 생존에 필수적인 에너지를 생산하는 발전소 역할을 합니다. 즉, 음식으로 섭취한 것을 세포가 사용할 수 있는 에너지 통화인 아데노신삼인산ATP으로 바꾸어 줍니다. 에너지의 생산량은 미토콘드리아 양에 의존적이므로 적절한 양의 미토콘드리아가 필요합니다. 수행할 수 있는 활동지구력은 미토콘드리아의 양에 비례합니다. 필요한 운동량에 맞추어 충분한 에너지를 공급할 수 있을 정도로 미토콘드리아의 양을 증가시키는 데는 오랜 시간이 필요합니다.

지구력 운동과 칼로리 제한은 미토콘드리아를 증가시키라는 자극이 됩니다. 특히 유산소 운동인 지구력운동은 미토콘드리아 수와 크기, 에너지 대사 능력을 증가시킵니다. 그 결과로 더 많은 에너지ATP를 생산합니다. 따라서 체력이 증가되고 지구력이 강화됩니다. 하지만 운동을 하지 않으면 미토콘드리아는 소멸되거나 부피가 줄어들기 때문에 인체의 에너지 생산도 줄어들어 전체적인 체력이 감소합니다.

한편 기운을 회복하기 위해서, 곧 미토콘드리아를 증가시키기 위해서는 꼼꼼한 준비가 필요합니다.

많은 사람들이 호소하듯이 기운에너지이 없어 움직이기 어렵다면? 힘기운이 없어 활동을 못하는 것일까요? 아니면 활동을 하지 않아서 힘이 없는 것일까요? 두 현상이 서로 맞물려 악순환을 하고 있습니다. 미토콘드리아를 늘리려면 운동을 해야 하는데, 운동을 할 수 있는 여분의 에너지가 빈약합니다. 이는 '운동, 움직임'이 먼저냐, '에너지 공장 건설, 미토콘드리아'가 먼저냐'하는 문제와 같습니다. 이 순간에 저자의 선택은 운동이 먼저입니다. 다만 조심스럽게 시작해야합니다.

거대한 악순환의 고리를 끊기 위한 방법으로

'점잖은 운동세트'를 소개하면서 강력히 추천합니다. 자그마한 운동으로 자그마한 미토콘드리아라도 늘어나도록 자극을 하는 것입니다. 즉, 운동방법에 맞춰 운동량을 만성화의 방법조금씩, 천천히, 점진적으로, 꾸준하게으로 유지하는 것입니다. 이 책이 전달하고자 하는 핵심 메시지입니다.

다이어트

과식은 위험하고,
편식은 해롭고,
단식은 죽음 직전이다

　포도, 커피, 황제의 공통점은? 한때 반짝 유행했으나 이제는 철지난
다이어트 프로그램입니다. 한 가지 음식만 먹으면, 쉽사리 가능하다고
선전하는 다이어트는 숱하게 많지만 시간이 흐르면 언제 그랬냐는 듯
이 다시 언급되지 않아 헛웃음만 지을 따름입니다.

　사람의 체내에서 생산을 하지 못하는 필수 성분비타민이 있습니다. 평
소에 알게 모르게 다양한 음식을 골고루 섭취하면서 필수 영양소까지
취하고 있습니다. 건강을 위하여 다이어트를 한다면서 음식의 종류를
극단적으로 제한하면 필요한 영양소 결핍이 생길 수 있습니다.

　다이어트가 어렵다는 것은 상식에 속합니다. 하지만 한 가지 방법으
로 가능하다는 선전에 누구나 솔깃하게 마련입니다. 그 틈을 놓치지 않
고 파고드는 상술에 놀아날 뿐입니다. 어디 다이어트뿐일까요. 건강법
또한 마찬가지입니다.

백 년간 무탈하게 척추 건강을 유지한다는 건강법이 유행을 탔습니다. 그것도 척추를 전공했다는 전문의가 주장합니다. 하지만 상식적으로 살펴보죠. 사람의 몸은 움직임의 기능이 서로 균형을 유지하도록 굴곡-신전, 외회전-내회전, 내전-외전 등으로 반대방향으로 역할을 하는 근육이 쌍을 이루고 있습니다. 신전등 쪽으로 넘기는 운동만으로 허리의 건강을 유지하겠다는 생각은 포도다이어트로 건강을 지키겠다는 무모함과 다를 바 없습니다. 일일이 찾아다니며 깨우칠 수도 없는 노릇입니다. 책을 쓰는 까닭입니다.

일단 목을 넘어간 음식은 일방적인 소화 과정을 거쳐 온몸 구석구석으로 전달되는데 이를 달리 처분할 방법이 없습니다. 예외적인 상황으로 거식증의 경우에는 먹은 음식을 억지로 토해내는 경우가 있기는 합니다. 만일 너무 많은 양을 넣었다면, 이를 지방으로 축적되는 것을 막기 위한 방법은 몸을 움직여서 에너지를 사용하는 것이 유일한 방법입니다.

단식과
케톤

우리 몸의 세포는 지방이나 단백질보다 탄수화물을 주된 에너지원으로 사용합니다. 탄수화물은 주로 간과 근육에 저장되어 있고 우리 몸 전체에 몇 백 그램 정도밖에 안 됩니다.

기본적으로 인간은 공기 없이 3분, 물 없이 3일, 음식 없이 3주 밖에 살지 못한다고 합니다. 단식을 시작하고 반나절이 경과하면 우리 몸에 있는 탄수화물 대부분이 소모됩니다. 이때부터는 지방과 단백질을 대체 에너지원으로 사용하기 시작합니다. 단식 후 3일 정도는 단백질을 탄수화물로 전환해 뇌세포처럼 포도당을 이용하는 세포들에 에너지원을 공급하므로 우리 몸의 단백질이 빠르게 소모됩니다. 이후에는 지방을 에너지원으로 사용하면서 단백질의 이용은 잠시 느려집니다.

혈액 속에 포도당이 부족한 경우 간과 근육에 저장되어 있던 글리코겐을 분해해 포도당으로 사용합니다. 글리코겐이 없으면 지방과 단백질을 분해하여 포도당을 만듭니다. 이때 지방이 포도당으로 바뀌면서 케톤이라는 부산물이 만들어집니다. 지방에서 생성된 케톤은 포도당과 마찬가지로 뇌로 들어갈 수 있습니다. 뇌세포들의 에너지원으로도 사용됩니다.

우리 몸에는 탄수화물보다 100배 많은 지방이 저장돼 있습니다. 단식으로 생명이 위험한 한계로 판단하는 8주 정도가 될 때까지 우리 몸의 지방은 꾸준히 소모되는 것으로 알려져 있습니다. 단식 4주 정도가 되면, 체내 지방의 대부분이 소모됩니다. 체중은 18% 정도 줄어듭니다.

다시 주된 에너지원은 단백질이 담당하게 됩니다. 우리 몸의 주요 구조물을 이루며 남아 있던 단백질까지 급격하게 소모되기 시작합니다. 근육을 포함한 모든 세포들의 단백질을 분해하기 시작합니다. 따라서 근육량이 급격하게 줄어듭니다. 세포의 기능을 유지하는 데 필수적인 단백질들도 에너지원으로 소모돼 급기야 생명이 위험한 상태가 됩니다. 이때는 물을 삼키기도 힘들어집니다. 청력과 시력이 나빠지며 호흡도 힘들어지고, 대부분의 장기들의 기능도 급격히 나빠집니다. 단식 45일 정도가 되면, 심혈관계 기능이 마비될 수 있습니다. 골수세포 손상으로 면역 기능이 손상되면 심한 감염이 발생하여 상당히 위험한 상태가 됩니다.

물과 소금을 섭취하면서 단식을 할 경우, 단식 1주일이 지나면, 수용성 비타민인 비타민 B와 C 부족이 서서히 시작됩니다. 단식 2~3주가 되면 비타민 B1 부족으로 심각한 신경학적 증상인 인지장애·시력 손상·운동능력 손실이 나타날 수 있습니다. 건강한 사람은 6~8주 정도까지도 견딜 수 있습니다. 하지만, 건강 상태와 폭염 등 외부요인에 따라 3주 안에 생명이 위험하게 될 수 있습니다.

그나마 물과 소금을 섭취하면서 단식할 경우에 한하며, 물과 소금을 섭취하지 않고 단식을 할 경우, 체액 부족에 따른 탈수로 7~14일 정도에 사망에 이를 수도 있습니다.

단식이 마치 다이어트의 '끝판왕'인 듯 소개하는 얘기가 드물지 않게 들립니다. 저자는 이토록 위험한 단식을 0.1%도 권장하고 싶은 생각이 없습니다. 단식은 급하게 서둘러 급행열차를 타고 어딘가로 빨리 달려가고 싶은 마음일 뿐, 건강의 세상에 KTX는 존재하지 않습니다. 급히

가보아도 도달하는 곳은 '뻔하게 보이는 나의 한계지점'일 뿐입니다. 그러니 절대로 단식하지 않으셔야 합니다.

다이어트와 함께 운동을 시작하여 변화의 과정을 살펴보시기 바랍니다. 초기에는 체중의 변화가 눈에 보이지 않습니다. 운동이 생활 속에 자리 잡으면 변화가 찾아옵니다. 굶는 것만 가지고 체중을 줄이는 것은 최악의 방법입니다. 유산소 운동의 효과 중 하나가 체중관리입니다. 유산소 운동은 지방을 사용하여 에너지를 생성하므로 체지방감소를 통한 체중관리에 효과적이며, 실제 체중의 변화가 없다 하더라도 체성분 변화로 인해 더 나은 몸매를 갖게 됩니다.

운동 부족으로 인한 신체 구조는 에너지를 소비하지 못하는 대신 저장 에너지를 늘리도록 작용하여 몸의 구석구석에 지방을 쌓아둡니다. 운동이 부족하면 지방을 만드는 효소작용도 활발해지기 때문에 포도당이나 아미노산을 지방으로 바꿀 때 필요한 지방합성효소의 작용이 활발해져 살이 찌게 됩니다. 운동을 하지 않으면 지방을 분해하는 호르몬 분비를 막고, 근육조직이 감소되어 체력이 급격히 저하되고 비만을 초래하게 됩니다. 운동을 하지 않고 섭취열량을 줄이는 방법으로만 체중을 감소시키면 몸은 살아남기 위하여 근육조직의 에너지 소비를 줄이고 에너지 저장고인 지방조직을 최대한 늘리려는 경향이 있기 때문에 운동 없이 굶으면 더 살이 찔 수도 있습니다.

달콤한 감식(減食, 甘食) 다이어트

널뛰기와 롤러코스터는 잠시 즐기는 것이지 계속 반복하면 사람이 견디기 곤란합니다. 극단적인 방법은 극단적인 결과를 낳기 마련입니다. 일반적인 고가의 단기 체중감량 프로그램이 일시적으로는 성공한 것처럼 보이지만 다시 원래대로 돌아가는 것은 어찌 보면 당연한 결과입니다.

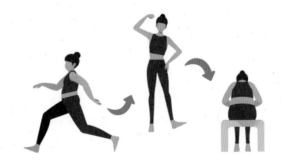

단기간, 부지런히, 집중적으로 식이조절과 운동을 하여 체중을 감량하여도
프로그램이 중단되면 체중은 바로 불어나게 되어 실패하는 현상을 yoyo현상이라 합니다.

'만성에는 만성으로' 대응하는 게 정답입니다. 과다체중은 하루아침에 생긴 것이 아니고, '어찌하다 보니' 그렇게 되었습니다. 따라서 체중을 줄이는 것도 '어찌어찌하다 보니' 빠지더라가 되어야 합니다.

 단식 대신 감식(減食, 甘食)을 추천합니다. 한 끼에 10g을 줄이면 하루 30g, 열흘이면 300g, 100일이면 3kg을 줄여갈 수 있습니다. 이정도 감량 속도로는 성에 차지 않을지 모르지만 이런 방법으로 수행하여야 실패를 반복하는 yoyo현상을 겪지 않게 될 것입니다.

2
—

거의 모든 사람을 위한
운동

나에게는 의사가 둘 있다.
왼쪽 다리와 오른쪽 다리 말이다.
몸과 마음이 고장 날 때 나는 이 의사들을 찾아가기만 하면 되고,
그러면 다시 건강해지리라는 것을 알고 있다.

- 레베카 솔닛 『걷기의 역사』 가운데

"지금 나에게 필요한 운동을
말해주세요!"

어떠한 상황이든 운동이 필요하지 않은 경우란 없습니다. 따라서 '항상 나만의 운동 처방전'이 필요합니다. 어떤 운동이어도 좋습니다. 주치의로부터 받은 처방전에 따라 운동을 하는 것입니다. 그리고 반복적으로 방문하며 전과 후를 비교하며 인생의 과정을 확인하면서 갈 수 있으면 좋습니다.

내과, 외과, 소아청소년과, 산부인과, 정신건강의학과, 어떤 과를 막론하고. '운동 처방이 없다'고 하면 운동 처방이 가능한 주치의로 바꾸어 옮기는 것이 좋습니다.

운동 처방을 '약 처방'과 비교해봅니다. 해열·소염·진통제인 아스피린 500㎎을 처방할 경우, 의사는 복용법과 주의사항을 잊지 않습니다. "하루 세 번, 식후 30분에 복용하세요. 혹시 구토, 이명, 위장장애 등의 부작용이 나타나면 복용을 중단하시고, 병원을 방문하세요." 운동 처방도 마찬가지입니다. 특히 어린아이나 고령의 환자에게는 더욱 조심스러운 처방전이 필요합니다.

운동 처방도 마찬가지로 사람마다 적합하게 운동 처방이 조금씩 달라야 합니다. 하지만 의사로부터 운동 처방을 받는 일이 쉽지 않습니다. 정작 많은 의사가 운동 처방의 필요성을 인식하지 못하고 있기 때문입니다. 운동이 만성 질환의 치료에 필수적이라는 것은 알지만, 운동 처방에 대한 인식이 부족한 형편입니다.

필자는 운동을 4가지로 정리합니다. 걷기strolling, 몸-늘리기Stretching,

한-숨쉬기Sighing, 힘-기르기Strengthening입니다.

이 모든 운동의 핵심은 '절묘한 가감'입니다. 걷기의 양을 늘리고 싶을 때의 상한선은 1분/일, 100m/일 또는 100보/일이며, 양을 늘리고서 적어도 4~5일은 적응한 후에, 같은 요령으로 늘려가는 것이 좋습니다. 한 걸음으로 시작하여 천리 길을 가는 것이기 때문에 천천히 느릿느릿 하는 묘미도 있습니다. 한 달 후에는 1㎞가 늘어나 있을 겁니다.

운동의 양적 조절이 필요할 경우는 전신적인 피로감과 운동을 하는 동안이나 시간이 지나서 통증이 나타나는 경우입니다. 이때는 일단 운동을 멈추거나 양을 줄여야 합니다. 일정 시간 또는 거리를 걷고 나서 통증이 나타나면 무리한 것이므로 그 정도에 따라 대응합니다. 운동을 하는 동안 내내 통증이 있으면 운동을 완전히 멈추고 주치의를 방문하여 해결해야 합니다. 일반적으로는 적절한 시간이 지나면 통증이 해소되므로 기다려 볼 수 있습니다. 통증의 정도가 견딜 수 있는 정도이면 수 시간 내지 수일의 짧은 휴식 시간을 가진 후, 운동량을 줄여가며 추이를 살펴갑니다. 이런 경우에 운동을 완전히 멈춰버리면 다시 운동을 시작하려 할 때 어려움을 경험하게 됩니다.

기본으로 돌아갑니다. 국어의 기본은 '가나다'입니다. 수학의 기초는 덧셈, 뺄셈, 곱셈과 나눗셈입니다. 운동의 기본은 숨쉬기, 기지개 켜기와 걷기입니다. 생명현상 그 자체입니다. 태어나면서 지르는 울음소리는 '첫 숨' 때문이며, 이 세상을 떠날 때는 그 숨을 거두어들입니다. 걷기는 두 다리로 세상을 살아가는 동물 인간의 상징homo erectus입니다. 스트레칭으로 기지개를 켜는 것은 호흡과 걷기를 이어주는 건강의 징검다리입니다.

걷기

지금 당장
걷자

인류는 약 600만 년 전에 두 다리로 서서 걷기 시작하였습니다. 한결 높아진 눈과 자유로운 손가락을 지닌 두 손을 얻었습니다. 당시에는 먹이를 구하기 위하여 걷고 또 걸어야 생존이 가능하였습니다. 이제는 훌륭한 삶의 질을 위해서 걸어야 합니다. 아파트 단지 안의 길, 오래된 마을의 골목길, 번잡한 재래 시장길, 바닷가 모래사장, 골프장 잔디밭. 숲속 길, 호수 둘레 길, 성벽 길, 강변 길 ···. 걷기는 누구나 어디서든 할 수 있는 운동입니다.

누구나 '운동하는 사람'으로 삶의 변화를 갖고 싶지만, 시간, 장소, 비용의 걸림돌이 있어 쉽사리 실천에 옮기지 못합니다. 이때 가장 쉽게 접근할 수 있는 운동이 바로 걷기입니다. 출퇴근 시간에도 걷기를 챙기고, 쇼핑을 하면서도 걷기를 할 수 있습니다. 꾸준히 걸으면 심폐 기능이 좋아지고 혈액순환이 좋아져 심장질환을 예방할 수 있습니다. 체지방을 감소시켜 비만을 치료하며, 성인병을 예방하는 데 도움이 됩니다. 뼈를 자극하여 골밀도를 유지하여 골다공증을 예방합니다. 스트레스, 우울증을 감소시켜 정신건강에 도움이 되고 불면증 환자에게도 도움이 됩니다. 먹지 않고, 주사도 없이, 커다란 기계가 없어도 만병을 치료할 수 있는 훌륭한 약입니다.

위에 늘어놓은 얘기 말고도 '걷기 예찬'은 도처에 널려 있습니다. 얼핏 보기에 걷기는 특별할 것도 없는 일입니다. 하지만 재활의학의 눈으로 볼 때, 걷기에는 감각신경, 대뇌중추신경, 운동신경, 관절, 뼈, 근육의 조화가 필요합니다. 이 가운데 다리 근육의 역할이 큽니다. 첫째 중력을 이기고 두 다리로 서기, 둘째 원하는 방향으로 나아가는 힘추진력을 만들기, 셋째 목표 쪽으로 진행하는 동안 바닥으로 쏠리는 힘에 대응하여 바닥에서 밀어 올리는 반발력의 충격을 흡수하기 등의 역할을 합니다. 보통은 둘째의 역할만을 생각하지만 셋째의 충격 흡수의 역할이 상당히 중요하고 큽니다. 공중에서 낙하하며 발을 딛는 고양이의 능력이 그 역할의 진수를 보여줍니다.

그러면 걷기에 좋은 자세는 무엇일까? 정답은 지금 걷는 자세, 그대로 걷는 것입니다. 우선은 평소의 습관대로 반복운동을 하면 점차 자연스러운 좋은 자세로 변합니다. 모름지기 운동은 쉽게 시작하여야 합니다.

하루 1만 보의
과학

흔히 '하루 만 보'를 얘기하지만, 하루에 1만 보를 걷는 것이 생각만큼 쉽지 않습니다. 왜 군이 1만 보를 권장하는 것일까? 음식물을 섭취하는 양과 소비하는 에너지의 양을 Kcal로 계산합니다. 몸이 기본적으로 사용기초신진대사와 일상생활하고 남은 열량을 300Kcal로 가정할 때, 이를 소모하기 위해서 1만 보의 걸음이 필요합니다. 초과 섭취하는 열량을 건강한 방법으로 소비하는 것입니다.

1만 보는 시간으로 80분60~100분, 거리로 7~8㎞에 해당합니다. 걷기를 처음 시작할 때는 부담이 되는 운동량입니다.

일일 섭취 칼로리	3,000 Kcal
신진대사	1,500 Kcal
일상생활	1,200 Kcal
	300 Kcal
잉여 칼로리	30보 → 1Kcal 사용 10,000보 → 약 300Kcal 사용 → 7~8㎞ 혹은 80분

※ 시작은 가볍게: 2,000~6,000보/일

운동을 쉽게 시작하기 위해, 가볍게 시작합니다. 편안한 운동화, 햇볕 가릴 모자, 선글라스와 계절에 맞는 복장을 준비하면 좋습니다. 걷기 전에 스트레칭 한 세트를 가볍게 5분 정도 하여 다가올 부담에 대비하면 좋습니다.

1만 보를 걷기 위해서는 스마트폰에 기본적으로 설치되어 있는 건강 관리 어플을 활용하면 좋습니다. 생각했던 것보다 많이 걷고 있습니까, 혹은 기대보다 너무 적게 걷고 있습니까? 차를 타고 출근하고, 승강기를 타고 사무실로 올라가고, 하루 종일 의자에 앉아 컴퓨터 작업을 합니다. 구내식당에서 점심 식사를 하고 피곤해서 잠시 쉽니다. 몇 걸음이나 걸었을까요? 6000보 정도로 '낮은 활동'을 하고 있는 분들이 많을 것입니다. 아래의 표는 걷기의 활동량을 대략적으로 가늠하는 방법입니다.

일일 걸음 수(보)	신체활동수준
~5,000	정적인 생활(사무직)
5,001 ~ 7,500	낮은 활동성
7,501 ~ 10,000	보통의 활동성
10,001 ~ 12,500	활동적
12,501 ~	아주 활동적

만 21세부터 40세까지 성인의 걷기 권장량.

보통 속도(100보/1분, 4.3㎞/시간) = 3METs(150분/1주)

높은 속도(130보/1분 이상) = 6METs(75분/1주)

MET

metabolic equivalents of task,

대사당량(신체 활동의 강도를 나타내는 지표로, 활동하는 동안의 단위 체중당 산소 혹은 에너지 소모량으로 계산) '보통' 강도에 해당하는 1분당 100보 가량, 시속 4.3㎞의 '보통' 걷기는 '3METs'를 요구하는 활동으로 가만히 앉아 있을 때 산소소비량의 세 배에 해당합니다. 1분당 100보의 '보통' 속도에서 1분당 10보 늘어날 때마다 1MET씩 증가합니다. 1분당 130보 이상의 '격렬한' 걷기는 '6METs' 정도입니다. 1주에 '보통' 강도로 150분, '격렬한' 강도로 75분간 걷기를 권장합니다(심장박동수를 최대 예상치의 75%로 끌어올림).

운동의 강도에 대하여 목표 설정을 할 때 보편적으로 사용하는 방법은 맥박수를 측정하는 것입니다. 운동을 하면 맥박수심박수가 올라갑니다. 나이에 따라 적절한 목표 맥박수를 설정합니다. 50세에는 맥박수를 120까지 올리는 것이 안전한 목표입니다. 계산 방식은 이러합니다. 220에서 자신의 나이를 뺀 값의 75%입니다. (220-나이)×75%입니다. 따라서 50세는 (220-50)×75%로 128회입니다.

걷기 처방 1~2단계

걷기 STEP 1

　미국스포츠의학회ACSM가 추천하는 운동 처방 가이드라인 중 걷기 1~2단계를 소개합니다. 운동의 초보자가 걷기를 시작합니다. 중간 이하의 난이도로 걷습니다. 너무 쉬워 보일 수 있습니다. 모든 경우에 기본적으로 안전하게 할 수 있는 운동이 걷기입니다. 갑자기 운동을 시작하면 위험한 경우나 초보자는 조심스럽게 접근을 합니다. 13주간의 프로그램으로 시작합니다. 첫 주가 모두 휴식입니다. 놀라셨나요? 첫 주는 마음으로 준비를 할 것으로, 운동을 해야 하는 동기를 되새기고, 변화하고자 하는 욕구를 기억합니다. 실행 가능한 목표의 수립과 구체적 계획도 물론 첫 주에 세웁니다. 비록 운동 첫 주에는 60분이지만, 세 달 후에는 150분으로 나타날 것입니다. 기억할 것은 '내가 마음을 정했으니 꼭 이루자'고 굳게 다짐하는 시간입니다.

<걷기 STEP 1> 운동시간(분)

주	요일							총 운동 시간
	월	화	수	목	금	토	일	
1	휴식	휴식	휴식	휴식	휴식	휴식	휴식	휴식
2	휴식	20	휴식	20	휴식	휴식	20	60
3	휴식	20	휴식	20	휴식	10	20	70
4	휴식	20	휴식	20	휴식	20	20	80
5	휴식	20	휴식	20	휴식	20	30	90
6	휴식	20	휴식	30	휴식	20	30	100
7	휴식	30	휴식	30	휴식	20	30	110
8	휴식	30	휴식	30	휴식	30	30	120
9	휴식	30	휴식	30	휴식	30	30	120
10	휴식	30	휴식	30	휴식	30	30	120
11	휴식	30	30	30	휴식	30	30	150
12	휴식	30	30	30	휴식	30	30	150
13	휴식	30	30	30	휴식	30	30	150

　　구체적으로 반환점 설정을 하면 운동량의 조절을 쉽게 할 수 있습니다. 목표가 분명하지 않으면 그때그때 기분에 따라 걷는 시간이 들쑥날쑥 일정하지 않습니다. 힘에 부쳐 피곤하여 멈추고 싶을 때는 내일을 기약하고 멈추어 집으로 돌아가야 합니다. 목표 운동량이 1000걸음이면 그 절반인 500걸음을 걸어간 지점이 반환점입니다. 그 지점에서 집으로 돌아갈 자신의 체력을 확인합니다. 초보자에게는 아주 짧은 50보 정도의 직선 길에서 왕복하거나 학교운동장에서 원을 그리며 뱅뱅 도는 코스를 추천합니다. 언제든 멈추고 집으로 돌아갈 수 있고,

운동량도 쉽게 가늠할 수 있기 때문입니다. 요즈음의 스마트폰이 가지고 있는 건강관리 어플로 걸음 수, 시간, 거리와 소비에너지(Kcal)까지 기록할 수 있습니다. 오늘 또 내일 매일 경험과 기록을 기본으로 그 다음의 운동량을 안전하게 결정할 수 있습니다.

걷기 STEP 2

걷는 시간을 조금 늘린 13주간의 프로그램입니다. 내일이나 다음 주를 기대하기보다는 3개월 후를 내다보면서 여유 있게 진행합니다. 서서히 늘려가며 진행하여 시작 시점에서는 주당 150분에서 시작하지만 180분까지 늘어나는 멋진 모습을 상상합니다.

걷는 시간의 증가 속도가 너무 늦다고 생각하십니까? 이 프로그램은 사람들이 한 번에 하나씩 짧고 쉬운 단계를 거쳐 점진적으로 변화해 나가고, 스스로 규칙적으로 운동을 하는 사람이 되도록 돕기 위해 디자인하였습니다. 점진적으로 쉽게 다가갈 수 있게 디자인되었지만, 특별한 경우 프로그램은 빠른 페이스로 진행될 수도 있습니다. 단, 어떤 경우라도 운동을 무리하지 않아야 합니다.

<걷기 STEP 2> 운동시간(분)

주	요일							총 운동 시간
	월	화	수	목	금	토	일	
1	휴식	휴식	휴식	휴식	휴식	휴식	휴식	**휴식**
2	휴식	30	휴식	40	휴식	30	50	150
3	휴식	30	휴식	40	휴식	40	50	160
4	휴식	40	휴식	40	휴식	40	50	170
5	휴식	30	휴식	50	휴식	40	60	180
6	휴식	30	휴식	40	휴식	30	50	150
7	휴식	30	휴식	40	휴식	40	50	160
8	휴식	40	휴식	40	휴식	40	50	170
9	휴식	30	휴식	50	휴식	40	60	180
10	휴식	30	휴식	40	휴식	30	50	150
11	휴식	30	휴식	40	휴식	40	50	160
12	휴식	40	휴식	40	휴식	40	50	170
13	휴식	30	휴식	50	휴식	40	60	180

밀푀유
효과

밀푀유라는 달콤하고 풍부한 맛의 프랑스식 디저트가 있습니다. '밀mille'은 '1000', '퓌유feuille'는 '잎'을 뜻하는 프랑스어로, 얇은 반죽을 겹겹이 층으로 쌓은 모습이 특징입니다. 너무 힘들여 격하게 운동을 하지 않더라도 꾸준히 반복하는 가벼운 운동으로 켜켜이 층이 쌓이면 아주 당당하고 멋있는 몸으로 거듭날 수 있습니다. 저자는 이를 두고 '밀푀유 효과'라고 이름 지었습니다. 뜻깊은 노력으로 고급스러운 맛을 내는 것이 멋있습니다.

힘들고 재미없는 운동을 할 때는 밀푀유 반죽을 하면서 맛있게 먹을 때를 생각합니다. 어렵게 통증치료를 할 때는 양파의 매운맛에 눈물짓지만 그 속의 단맛이 즐겁습니다. 하지만 운동을 급하게 서두르면 '계란으로 바위치기'를 하는 것과 같습니다. 형편에 맞는 것을 선택하고, 운동을 몸에, 몸에 운동을 맞추어 갑니다. 사부작사부작 몸을 달래가면서 운동을 합니다. 우리 속담의 '천 리 길도 한 걸음부터'와 일맥상통하는 뜻입니다.

운동의 성과는 시나브로 온몸에 여러 가지 형태의 밀푀유로 층층이 쌓입니다. 지구력이 늘어나고 생활에 활력이 생겨날 것입니다. 물론 보이지 않는 변화는 더 많습니다. 뇌 속에서는 운동 기억이 쌓이며, 세포 속 미토콘드리아가 증가하는 등, 온몸을 방어하는 다양한 보호막을 준비하는 것입니다.

무릎이 구부러지는 각도가 늘어남에 따라 생체역학적으로 무릎의 슬개건무릎을 펴는 사두고근의 힘줄에 걸리는 부담의 정도는 점점 많아집니다. 산비탈을 달려서 내려온다면 그 부담은 너무나도 크겠습니다. 다리에 가해지는 반복적인 충격흡수와 부하로 인해 근육, 인대, 건과 골조직 등이 반복·누적 손상을 받습니다.

활동	체중
걷기	1/2 × 체중
(실내) 자전거 타기	1/2 × 체중
계단 오르기	3.3 × 체중
계단 내려가기	5 × 체중
달리기	7 × 체중
스쿼트	7 × 체중
쪼그려 앉기	20 × 체중

걷기를 하다보면 더 빠르고 활발하게 움직이고 싶어집니다. 보통 속도100보/분로 걷다가 조금씩 더 빠른 속도로120보/분로 걸어봅니다. 걸음이 빨라져서 땅을 박차고 두 발이 동시에 땅에서 떨어지면 달리기가 됩니다. 처음부터 달리기를 하는 것은 무리입니다. 걷기에서 빠르게 걷기를 거쳐 달리기로 점차 속도를 높이는 것이 좋습니다. 10분 걷고 100보 달리고, 10분 걷고 110보 달리는 식으로, 걷는 도중에 짧은 달리기를

살며시 끼워 넣어서 점차 늘려가며 적응하는 방법이 좋습니다.

일반적으로 운동을 유산소 운동 또는 무산소 운동으로 분류합니다. 그러나 한 종목의 운동에 유산소와 무산소 에너지 생산시스템이 늘 공존하므로 개인의 운동능력이나 운동의 강도에 따라 유산소 운동일 수도 무산소 운동일 수도 있습니다. 달리기는 속도가 낮으면 유산소 운동이지만 속도를 높여서 근육에 충분한 산소가 공급되지 않으면 무산소 운동으로 넘어갑니다. 따라서 가벼운 조깅은 유산소 운동이지만 100m 등 단거리 달리기의 전력질주는 무산소 운동입니다. 이렇듯 구분을 하는 이유는 이해를 돕기 위한 극히 이론적인 설명이므로, 실제생활에서는 구분하지 말고, 자신에게 맞게 상황에 따라 운동을 지혜롭게 조절할 수 있으면 좋습니다.

계단,
심장,
무릎

계단을 근력과 지구력을 위한 운동 도구로 사용합니다. 심장의 입장에서는 올라갈 때 부담이 더 큽니다. 다리의 입장에서는 내려갈 때 부담이 더 큽니다. 그러므로 무릎이 아픈 경우에는 언덕이나 계단을 올라갈 때보다 내려갈 때 통증이 더 심하게 나타납니다.

계단을 걸을 때, 10층 정도의 아파트 건물의 계단실이면 무난합니다. 계단에서 걷는 도중 문제가 발생할 경우를 대비해서 승강기가 가까이 있으면 더욱 좋습니다. 보통의 건물에는 계단실과 승강기가 가까이 있어서 다행입니다. 계단이 가파르거나, 난간이 없거나, 폭이 좁거나, 조명이 어둡거나, 창이 없어 갑갑하거나, 환기가 되지 않아 불쾌한 냄새가 있거나 공기가 탁한 계단실은 피하는 것이 좋습니다. 겨울에도 바람이 차단되어 외부 기온보다는 편안하므로 운동하기에 부담이 적습니다. 여름에는 계단실의 온도가 높으면 체열이 발산되지 않아 체온이 많이 오를 수 있으니 조심하여야 합니다.

초기에는 조심스럽게 천천히 오르내리기를 왕복을 하는 중간에 휴식을 위한 여유시간을 충분히 가지시기 바랍니다. 계단을 오르는 중간이나 목표 층까지 오른 후에 내려가는 것이 부담스러우면 승강기를 타고 내려오는 것도 좋은 선택입니다.

계단 걷기를 시작할 때, 자신의 체력 수준에 맞추어 계단의 개수를 단계적으로 조절하며 운동량을 늘려갑니다. 여느 운동과 마찬가지로 가장 쉬운 정도로 시작합니다. 시작 전에는 평소에 자신이 계단을 어느 정도 이용하였는지 되돌아봅니다. 계단을 걷기 전에 무릎과 장딴지를 위한 스트레칭을 충분히 하면 좋습니다. 1단계로, 5층 높이를 하루에 오르내리기 왕복 2~3회 하여 10일간 유지합니다. 하루 총량을 합해서 15층을 한꺼번에 오르내리면 부담이 있습니다. 2단계로, 10층 높이를 하루에 오르내리기 왕복 2회 하여 10일간 유지합니다. 3단계로는 15층 높이를 하루에 오르내리기 왕복 2회 하여 10일간 유지합니다. 이러한 요령으로 자신에게 건강한 운동량을 유지하시기 바랍니다. 계단 걷기의 극단은 초고층 건물의 계단 오르기 시합이 있습니다. 계단운동은 정도를 조절하기 어려운 운동 중의 하나이므로 제시하는 내용은 하나의 사례일 뿐이며 모범 답안은 아닐 수 있습니다. 운동의 효과는 시간이 가면서 효과가 누적인 되므로 부담도 누적이 된다는 것을 꼭 기억하여야 합니다.

70kg의 성인이 30보를 걸으면 1Kcal정도를 소모합니다. 평지 걷기 20분이면 100Kcal 소모하는데, 계단은 10분이면 가능하니 시간으로는 절반 정도의 수준입니다.

걷기와
여러 가지 변형 운동

줄넘기는 전신운동으로 장소나 시간의 제약이 비교적 적은 운동입니다. 운동량을 개인에 맞도록 조절할 수 있으므로 여러 가지 측면에서 운동 효과를 얻을 수 있습니다. 운동 도구의 크기도 작아 휴대하기도 간편합니다. 제자리에서 뛸 때의 부담과 착지하면서의 충격에 따른 부담이 생각보다 크게 느껴지기도 합니다.

뒤로 걷기는 몸의 자연스러운 리듬과 거꾸로 가는 운동으로 권장하지 않습니다. 보편적이지 않습니다. 넘어질까 걱정스럽습니다. 쓰지 않아도 될 신경을 너무 많이 써야 합니다.

맨발로 걷기 역시 추천하고 싶지 않습니다. 바닷가 모래밭이라면 재미로 추억거리로 시도할 수 있지만 산길에서 일반 보행자로에서 맨발로 걷는 것은 발에 상처를 만들 수 있는 위험을 감수할 만큼의 가치는 없습니다.

'유산소 운동이 체중을 줄이는 유일한 길' 이라는 오해

　근육은 지방과 근글리코겐을 통해 에너지인 ATP를 얻습니다. 완전 연소를 위해서는 산소가 필요합니다. 심폐 능력의 최대 산소 섭취 능력 이내의 운동에서는 지방과 근글리코겐의 산소를 이용한 완전 연소가 이루어지기 때문에 유산소 운동으로 일컬어집니다. 반면에 심폐 능력의 최대 산소 섭취 능력 범위를 넘어서면 불완전 연소가 이루어지기 때문에 무산소 운동에 해당합니다.

　같은 운동을 하더라도 강도에 따라, 또는 하는 사람의 운동능력에 따라 유산소가 될 수도 있고 무산소가 될 수도 있습니다.

　예컨대 달리기의 경우, 속도가 낮은 상태에서는 유산소 운동이지만 속도를 높여 근육에 충분한 산소를 공급할 수 없는 상황에서는 유산소 운동에서 무산소 운동으로 넘어간 것입니다. 100m 달리기의 전력질주는 무산소 운동입니다. 무리 없이 덤벨을 20분 넘게 쉬지 않고 지속적으로 들 수 있는 사람에게 그 무게의 덤벨 운동은 무산소 운동보다는 유산소 운동이 됩니다. 결국 다이어트와 건강을 위해서는 자신에게 맞는 강도의 운동을 선택하는 것이 중요하며, 무산소 운동과 유산소 운동의 적절한 분배가 필요합니다.

적당한 운동을 권하는데, 대체 어느 정도가 적당한가

적당한 운동이 필요하다고 말합니다. 하지만 대체 적당한 수준이란 어느 정도인가? 아무리 좋은 운동도 너무 멀리, 너무 빨리, 너무 자주 하면 부상을 입습니다. 여기에 대한 가이드가 있습니다.

보통 건강을 유지하려면 주 150분 운동이 필요합니다. 한 연구 결과에 따르면 일주일에 150분이라는 권장량을 운동한 그룹은 전혀 운동하지 않은 그룹보다 사망 위험이 31% 낮게 나타났습니다. 권장량의 3배에 달하는 450분씩 매주 걸은 그룹의 사망 위험성은 전혀 운동하지 않은 그룹보다 39% 낮았습니다. 3배에 달하는 운동량을 보였지만 권장 수준 운동을 하던 그룹과 큰 차이가 없는 것입니다. 또 권장량보다 10배 이상 운동을 한 그룹의 사망률은 권장 수준만 운동한 그룹과 비슷한 수준을 보였습니다. 다시 말해 필요 이상으로 초과해서 운동을 한다고 해서 건강에 나쁘다는 건 아니지만 일정량을 초과하면 운동 효과는 완만하게 떨어지기 시작해 결국 권장 수준과 크게 다르지 않다는 얘기입니다.

여러 연구를 분석한 결과, 건강하게 장수하려면 일주일에 150분 운동을 하고 이 중 20~30분은 격렬하게 몸을 움직이는 게 좋습니다.

달리기와
부상

보폭이 크거나, 무리해서 달리거나, 무릎손상의 과거력이 있는 사람들은 무릎 부상의 위험에 노출되어 있습니다. 또한 해부학적으로 다리 길이가 다르거나 높은 아치를 가진 사람, 햄스트링허벅지 뒷부분 근육의 유연성이 떨어지는 사람도 무릎에 부상을 입을 확률이 높습니다.

달리기는 걷기에 비해서 근골격계에 많은 부담을 주는 운동입니다. 달리기에 의한 부상은 일반적으로 과사용에 의한 손상입니다.

보통의 보행을 할 때 무릎관절에 체중의 3배의 부담이 주어집니다. 이 힘은 최대 5.5배까지 높아질 수 있습니다. 달리기를 할 때 무릎의 부담은 보행 때보다 4~8배 증가합니다. 생체역학 연구에서는 슬개건에 가해지는 힘은 자신의 체중에 4.7~6.9배가 된다고 하고 무릎관절에 가해지는 압박력은 7.0~11.1배까지 증가된다고 합니다. 발목관절에서는 일반 보행을 할 때 체중의 4~5배의 부하가 걸리게 됩니다. 달리기를 할 때의 부하는 8~11배로 증가됩니다. 또한 아킬레스건에서는 보행 시 체중의 3.9배, 달리기 시 7.7배의 부하가 전달됩니다.

무리한 달리기는 슬관절에 부담을 줘 관절의 퇴행을 촉진할 수 있습니다. 슬관절에는 무릎 대퇴골과 경골끝부위를 덮는 연골과 반월상 연골판이 두 뼈 사이에서 완충작용을 하고 있습니다. 이 연골과 연골판은 반복적인 압박력이 가해질 때 쉽게 손상됩니다. 그러므로 상체에 비해 하체가 약해 무릎에 체중이 많이 실리는 상태에서 달리기를 오래 하거나, 너무 빠르게 뛸 경우 연골과 연골판 손상을 야기할 수 있습니다.

무릎손상을 예방하기 위해서는 하체근력 강화 운동이 필요합니다. 하체근육이 발달하면 무릎 연골에 가해지는 압력이 줄어듭니다. 달리기를 할 때 연골 손상을 최소화하려면 출발 전 충분한 스트레칭이 필수적입니다.

스트레칭

스트레칭을
얕보지 말라

스트레칭은 근력운동입니다.

저자는 건강강좌를 마무리하면서 청중과 함께 열한 가지 동작의 스트레칭을 합니다. 자세를 만들면서 가볍게 설명을 곁들입니다. 한 자세를 양쪽으로 10초 유지하니 220초, 다음 동작을 5초의 간격으로 한다면 모든 동작을 마치는데 대략 300초, 즉 5분이면 충분합니다. 공통되는 청중의 반응은 '시원하다'와 '의외로 땀이 난다'입니다.

일반적인 스트레칭의 목적은 몸을 부드럽고 시원하기 만들기 위해서입니다. 그런데 땀이 납니다. 근육을 늘리는 것이 스트레칭인데 땀이 나는 이유는 이렇습니다. 우리 몸의 좌우는 구조적으로 대칭이며, 기능적으로는 반대의 역할을 하는 근육이 서로 마주 보는 자리에 있습니다. 손가락과 손목을 구부리는 근육은 손바닥 쪽에, 손가락과 손목을 펴는 근육은 손등 쪽에 있습니다. 손가락을 구부리는 근육이 수축^{짧아짐}하며 힘을 쓰는 동안 펴는 근육은 느긋하게 이완하여 힘을 빼고 길게 늘어집니다. 따라서 근육을 잡아당겨 늘리려면 반대쪽 근육이 힘을 써야합니다. 이런 운동은 아령이나 역기를 들고 하는 운동의 정도와 비교할 정도는 아니지만 근력운동이 이루어진다는 뜻입니다. 이를 전신에 걸쳐 5분간 실시하면 당연히 땀이 나야 합니다.

몸통은 앞뒤 좌우로 구부러져_{굴곡} 움직이며 비틀림_{회전}도 일어납니다. 비틀림도 손가락 운동과 마찬가지로 오른쪽 운동 또는 왼쪽 운동에 따라 힘을 사용하는 근육과 늘어나는 근육이 있습니다. 따라서 일차적으로 근육운동을 하면 그 힘에 의해 반대편_{작용}의 근육은 수동적인 스트레칭을 당합니다. 근력운동을 의도하지 않았지만 모르는 사이에 자연스럽게 근력운동이 이루어졌습니다. 은근하고 부드러운 근력강화 운동입니다. 무리하지 않습니다.

스트레칭은 유연성을 위한 운동입니다. 각각의 근육을 늘려주고 이완시켜 긴장을 줄여줍니다. 근육이 다시 뭉치기 전에 스트레칭을 하면 더 좋습니다. 통증이 심해지지 않는 범위 내에서 간격을 줄여서 자주 하는 것이 좋습니다. 근력강화운동이나 지구력 운동을 할 때 스트레칭으로 시작하고 운동을 마칠 때에도 스트레칭을 하여 몸 상태가 갑작스럽게 변화하는 것을 막을 수 있습니다. 스트레칭은 가장 쉽고, 부담 없고, 시간과 장소에 구애받지 않고 할 수 있는 운동입니다.

사전에서 'stretch'를 찾으면 '뻗치다, 잡아당기다_{늘이다}, 펴다, 펼치다, 기지개를 켜다, 억지로 갖다 붙이다, 뻗다, 펴지다, 손발을 뻗다'라는 해석이 나옵니다. 저자는 '기지개 켜다'가 가장 마음에 들고, '준비하다, 해결하다, 시원하다'라는 뜻을 더하고 싶습니다.

저자는 30대 초반에 수영을 배웠습니다. 완전 초보였습니다. 다만 개구리 영법펑영만은 조금 할 수 있었습니다. 당연히 초보자반에 배정되었습니다. 처음에 발차기와 호흡법부터 배웠습니다. 결코 쉽지 않았습니다. 조금씩 늘어가는 수영도 괜찮았지만 더 좋았던 것은 수영장의 강사가 물에 입수하기 전에 스트레칭을 꼼꼼하게 시킨 점입니다. 그리고 수업이 마치고 나서도 귀찮아하지 않고 꼭 스트레칭을 함께하였습니다. 시작 후 3개월가량 지나고는 코치가 다른 곳으로 가게 되어 더 이상은 만날 수 없었습니다. 수영을 배우면서 몸으로 직접 느꼈던 스트레칭에 대한 좋은 기억이 평생 진료실에서의 환자에게 설명하는 스트레칭 치료로 이어진 것을 이제야 새삼 깨닫게 됩니다.

스트레칭은
만병통치약

조금 과장하면 스트레칭은 만병통치약입니다. 그것도 부작용이 없는 약입니다.

복잡한 세상을 살다 보면 마음도 심란한데 몸도 여기 저기 아파옵니다. 보통 '뭉쳤다, 담 걸렸다, 굳었다, 뻣뻣하다, 결린다, 저리다, 시리다, 어지럽다, 아프다'고 불편함을 호소합니다. 환자가 두통, 복통, 흉통 등 갖은 불편함을 호소하건만 기존의 관점으로 진단할 수 없는 증상에 '의학적으로 설명할 수 없는 증상Medically Unexplained Symptoms, MUS'이라는 기묘한 병명을 붙입니다. 이 모든 증상을 '근막통'으로 진단하면 치료의 실마리를 찾을 수 있습니다. 근막통은 '골격근에 생긴 통증유발점에서 시작한 전이통과 그에 동반하는 증상'을 뜻하는 용어입니다.

저자는 평생 재활의학전문의로 통증을 치료하면서 진단은 근막통 근육통으로 하였습니다. 복잡한 환자의 증상과 애타는 심정을 이해하고 원인에 대해 설명하기에 근막통 하나로도 부족함이 없었습니다. 그리고 이 모든 것에 대한 치료는 스트레칭 하나만으로도 충분하였습니다. 그만큼 원인을 판단하는 진단으로 충분한 가치가 있기에, 문제를 해결하는 치료의 수단으로도 충분한 의미가 있습니다. 스트레칭을 기본으로 삼아 최고-최선의 치료방법으로 '숙제'를 처방합니다.

84세의 여성이 오셨습니다. 어깨, 목, 엉덩이, 허리가 아프다고 하십니다. 키가 작고 연로하여 등이 많이 굽었습니다. 선반 위에 놓인 그릇을 꺼내려면 까치발을 하고서 바동거려야 겨우 가능하였는데, 스트레칭 후에 허리가 펴지면서 키가 커지고, 어깨 동작이 부드러워져서 선반 위의 그릇에 손이 쉽게 닿는다고 연신 자랑하면서 고맙다 하셨습니다. 물론 어깨와 허리 주변의 통증도 많이 좋아졌습니다. 스트레칭 숙제는 지금도 현재 진행형이며 할머니의 삶의 질은 계속 좋아지고 있습니다. 2주에 한 번씩 병원을 방문하시는 표정은 더없이 밝고, 그 만큼 컨디션도 좋습니다. 4주에 한번 오시라고 하니 웃는 얼굴로 역정을 내십니다. 대신 1일 5차례의 운동을 3차례로 줄여서도 충분하다고 만족하셨습니다.

등산을 하시는 75세 여성은 무릎이 아파서 방문하셨습니다. 과연 회복이 될까 반신반의하였습니다. 회복할 때까지 당분간 등산은 중단하기로 하였습니다. 스트레칭을 시작하였습니다. 조금씩 나아졌습니다. 6개월이 지날 무렵, 다시 산을 다녀도 가능할 정도가 되었습니다.

스트레칭은 해당 근육을 운동시키기 위하여 몸의 다른 부분을 사용하여야 하므로 일반적으로 생각하는 것만큼 결코 간단한 운동이 아닙니다. 근육의 길이를 유지할 수 있어 좋고, 운동을 시켜주는 부분은 힘을 써야하므로 느끼지 못하는 사이에 근력운동을 수행하고 있습니다.

고령화 사회를 넘어 초고령화 사회를 향해 줄달음치는 우리 사회에 스트레칭은 매우 중요합니다. 기존의 노인 운동프로그램은 노인의 몸에 맞지 않게 높은 강도와 어려운 자세 때문에 사고나 부상으로 이어지기 십상입니다. 스트레칭을 통한 부드러운 근력운동이 필요한 까닭입니다. 이러한 정도의 근력운동은 낙상예방 운동으로도 작동합니다. 노년 여성에게 낙상은 위험한 사고입니다. 골다공증이 있고 근력이 부족하고 안정성이나 평형성이 떨어진 상태에서 넘어지는 사고가 나면 골절로 이어지기 쉬우며 그에 따른 사망률도 높아집니다. 적절하게 근력을 키우면 낙상예방 효과가 있습니다.

맨손으로 하는 스트레칭 동작으로 구성된 프로그램도 만만하게 볼 수는 없습니다. 한쪽 무릎만으로 지탱하며 균형을 잡는 동작, 몸을 최대한 늘리는 유연성이 필요한 동작 등은 어깨, 무릎이 자주 아픈 노년에게는 따라 하기 쉽지 않습니다. 처음에는 까다롭지만 꾸준히 운동을 하다 보면 무리하지 않는 적정선도 스스로 깨우치게 됩니다.

스트레칭은 엄마의 잔소리를 대신하는 효능도 있습니다. "얘! 허리 펴고 똑바로 앉아야지. 엄마가 몇 번을 말 했니!" 아이를 꾸짖지만, 아이는 10초도 유지하지 못하고 바로 비뚤어진 자세로 돌아갑니다. 부모는 속상하여 분통이 터집니다.

학교에서도 정해진 수업시간에 자세 바르게 앉아 있는 것이 얼마나 힘든지 모르겠습니다. 꼼짝 않고 5분 동안 자세를 유지하라는 요구는 일종의 '잔소리 폭행'입니다. 일회성의 '잔소리'로 고쳐보겠다는 사고방식은 격려가 아니라 잔소리에 불과합니다. 차라리 10분의 자유시간을 제공하면서 5분간 스트레칭을 같이 하는 것이 좋겠습니다.

굿바이, 잔소리!

2주전에 10세의 초등학생이 진료를 신청하였습니다. 무슨 사연이 있을까 궁금하던 차에 시간이 되어 진료실을 걸어 들어오는 사람은 마스크로 온 얼굴이 가려지지만 눈망울은 초롱초롱한 아담한 초등학생이 이었습니다. 알고 보니 지인의 가족이 었습니다. 병원을 방문한 목적은 '걸을 때 고개가 숙어지고 등이 둥그렇게 굽는데 어떻게 할까요?'였습니다. 의자에 앉은 모습도 여지없이 그러하였습니다.

대화를 시작하였습니다. 질문을 하고 단답형의 짧은 대답을 들었습니다.

반에서 친구들 중 키순서로 몇 번이니?

여자 친구들 12명 중 5번이요.

얼마나 더 키가 컸으면 좋겠니? 엄마보다 더요.

학교 공부는 재미있니? 네.

무슨 과목을 가장 좋아하니? 산수요. ……

대화가 이어지며 30분이 지났습니다.

어른들의 지적을 많이 들어서인지 본인도 자신의 문제에 대하여 인정을 하였습니다.

저자의 지론은 '좋은 자세는 없다. 스트레칭으로 제자리 잡아가기'입니다.

스트레칭 3가지만을 소개하고, 하루에 몇 번을 해야 할지는 보기를 주고 선택하라고 하였습니다. 일기장을 작성할 것을 요구하니 주저하지 않고 수긍하였습니다. 보호자의 말인즉 해야 할 것은 착실하게 하는 성격이라는 것입니다. 칭찬을 해주었습니다. 다행입니다.

2주가 지났습니다. 커다란 덕다운 점퍼를 입은 여아가 진료실을 들어섭니다. 고개는 반듯하고 커다란 옷에 숨은 상체는 이미 바른 자세였습니다. 성격대로 운동은 해야 할 만큼 다하였습니다. 보호자도 만족이었습니다. 본인도 등이 펴져서 자세가 좋아진 것과 키가 커진 것을 알고 있었습니다. 대성공입니다.

'얘야, 제발 바르게 앉으렴!' '고개를 똑바로 들어야지!' …

되지도 않는 날카로운 잔소리는 이제 안녕입니다!

스트레칭은
반드시 단순해야 한다

근육통으로 진단을 설명하고 스트레칭을 숙제로 제시하면 돌아오는 반응은 이렇습니다. '그 동작은 집에서도 자주하고 있어요.' '요가에서 하는 동작이네요.' '요가를 하는 것은 어떨까요?' 이 넓고 오래된 세상에 새로운 것은 별로 없습니다. 그러나 많이 다른 내용으로 주문을 합니다. 많은 반복이 중요합니다. 그리고 꼼꼼하고 정확하게 하는 게 중요합니다. 저자를 찾아왔으므로 많이 다른 방법으로 많이 반복하도록 반강제적인 권유를 합니다. 저자가 직접 고른 11가지 동작 중에서 선택적으로 권합니다.

무엇보다 근막통근육통을 치료하기 위하여 말썽이 생긴 개별 단위의 근육을 스트레칭 하여야 합니다. 몸 구석구석 전신을 스트레칭 하는 방법은 너무도 많아 다 수록하기 어렵습니다. 스트레칭만을 위한 단행본 서적이 시중에 많습니다. 인터넷에서도 다양한 정보를 얻을 수 있습니다.

여기서는 전신을 고루 스트레칭 할 수 있는 11가지 자세와 방법에 대하여 소개합니다. 다른 자료와 달리, 의자에 앉거나 선 자세에서 가능한 자세를 선택하였습니다. 낮에는 누운 자세의 운동을 할 수 있는 여건이 되지 않기 때문입니다. 골고루 하루 대여섯 차례만 하여도 됩니다. 문제가 있는 부분은 충분히하루 5차례×10번, 50번 하면 좋습니다. 규칙적으로 지속적으로 생활 속에 넣으면 최고입니다. 뻣뻣하거나 통증이 있는 부분은 많이 하는 것하루 5차례×10번, 50번이 바람직합니다. 문제가 심각하지 않으면 골고루 4~5차례만 하여도 좋습니다. 규칙적으로 지속적으로 생활 속에 넣어서 한다면 어떤 보약보다 더 가치가 있습니다.

통증을 치료하기 위한 스트레칭은 해당 자세를 하루 50회기상부터 취침까지 10회씩 5차례 처방합니다. 이를 따라하다 보니 통증은 물론 자세가 좋아지고 키도 커집니다. 기분도 좋아지고, 몸이 찌뿌둥할 때는 언제나 어디서나 준비 없이도 가능합니다. 일상적인 보통의 경우에는 11개 한 세트를 1~2회 하면 충분합니다.

스트레칭은

인생의 길이를 늘려 주는,

인생의 너비를 넓혀 주는,

인생의 깊이를 깊게 하는,

인생의 가치를 높여 주는,

통증을 치료하는 기본입니다.

몸이 천근만근 무겁다, 찌뿌둥하다, 뻐근하다, 욱신거린다, 시리다, 저리다 … 바로 그때, 주저 없이 스트레칭을 합니다. 사이다 한 잔을 들이켠 듯 시원하며, 새털 같은 가벼움을 경험하게 됩니다.

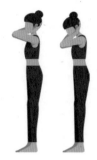

양쪽 손을 머리 뒤에서 깍지를 끼고
머리를 앞으로 구부린다.

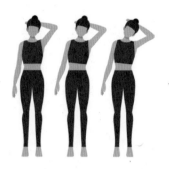

오른쪽 귀 윗부분의 머리에 왼손을 놓고,
고개를 왼쪽으로 숙이면서 손으로 더욱 잡아 당긴다.
반대편도 마찬가지.

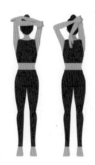

오른팔을 들어 손이 뒤로 가게 하여 팔꿈치를 구부린다.
왼손으로 오른쪽 팔꿈치를 잡고 왼쪽으로 당긴다.
반대편도 마찬가지.

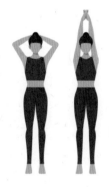

양손을 깍지 껴서 높이 들어 뻗는다.
양쪽 팔로 양쪽 귀를 누르듯이 힘을 준다.

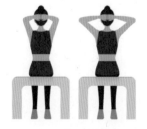

머리 뒤에서 양손을 깍지를 낀다.
양 어깨를 뒤로 젖히면서 가슴을 벌린다.

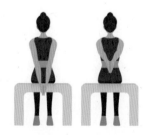

뒷짐 자세로 손을 마주 잡는다. 손이 몸에서 멀어지게
뒤로 들어 올리면서 가슴을 내밀어 벌어지게 한다.

머리부터 발끝까지 11가지 스트레칭

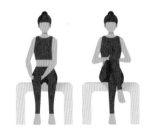
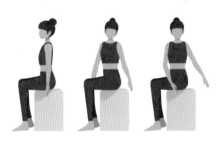

양손으로 오른쪽 다리의 무릎 뒤를 잡아
다리를 구부려 무릎을 왼쪽 가슴까지 올린다
반대편도 마찬가지.

엉덩이는 바닥에 고정시키고
허리를 비틀어 몸과 머리를 왼쪽으로 돌린다
반대편도 마찬가지.

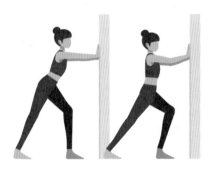
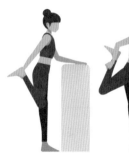

왼 다리를 앞에 두고, 오른 다리를 뒤에 둔 채 벽 앞에 선다.
오른 무릎은 뻗고, 왼 무릎을 구부리며 몸을 낮춘다.
오른발 뒤꿈치가 들리지 않아야 한다.
반대편도 마찬가지.

오른쪽 무릎을 뒤로 굽혀 올리고,
오른손으로 발목을 잡는다 발뒤꿈치가 엉덩이에
닿게 하면서 무릎을 뒤로 많이 보낸다.
반대편도 마찬가지.

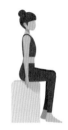
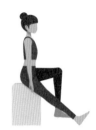
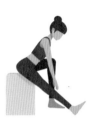

오른쪽 다리를 길게 펴고, 몸을 앞으로 구부린다.
허리를 구부리지 말고 골반을 앞으로 많이 구부린다. 반대편도 마찬가지.

언제나 어디서나 누구나, 쉽게 할 수 있는 것

"11가지 자세를 고른 기준이 무엇인가요?" 병원에 실습 나온 의과대학생이 질문하였습니다. 많은 학생에게 스트레칭의 그림을 소개하였지만 이런 기특한 질문은 처음 받았습니다. 선택과 제외에는 분명한 원칙이 있습니다. '언제든지 생활현장에서 실천 가능하여야 한다.' 다시 말해, 언제-어디서나-무료로, 도구-매트-어려움 없이 쉬운 동작으로 할 수 있어야 합니다. 많은 스트레칭 동작은 바닥에 매트를 깔고 합니다. 운동 매트를 매일 들고 다닐 수 없으며 사무실 바닥에서 운동을 할 수 없습니다. 그리고, 동작은 단순하고 쉬워야 합니다. 인터넷에 소개된 많은 스트레칭 차트가 있습니다. 자세는 화려하고 멋진데 설명 없이 따라 하기에는 어려운 자세가 많습니다. 모양이 비슷하니 요가로 대신해 볼까 생각해보지만 그만큼 아름다운 수준에 오르려면 많은 노력이 필요하고, 때때로 부작용이 발생합니다.

한편 매스컴의 기사에서 일부 연구결과를 인용한 것을 보면 속상합니다. '스트레칭은 경기 중의 부상을 예방하지 못한다.' 경기 중에 부상이 발생한 것을 두고 '스트레칭의 효과 없음'으로 결론을 맺었습니다. 애당초 스트레칭의 임무는 좋은 경기를 하기 위함이지 부상 예방이 아닙니다. 부상은 사고의 정도에 따라 발생합니다. 큰 사고를 예방할 수 있는 방법은 아무 데도 없습니다. 그나마 스트레칭은 부상의 충격을 조금이나마 줄이는 데 작용하기를 기대할 수 있는데 고마워하기는커녕 누명을 씌웠습니다. 옳지 않습니다.

요가와 스트레칭

　　요가는 원래 자세와 호흡을 가다듬어 정신을 통일하고 순화시키며, 초자연력을 얻고자 행하는 인도의 수행법이었습니다. 현재는 현대인들의 생활 운동으로 자리잡아가고 있습니다. 스트레칭 동작이 많은 운동으로 근육과 관절을 부드럽게 풀어주는 데 더하여 복식호흡과 함께 행함으로써 몸의 균형을 잡고 유연성을 향상시키는 운동입니다. 또한 평소 잘 쓰지 않는 근육을 사용하여 몸의 군살을 없애는 효과가 있으며 통제력과 조절능력을 향상시키는 심리적 효과가 있습니다. 하지만 무리하게 동작을 따라하면 과도한 사용과 부상의 위험이 있으므로, 자신이 할 수 있는 범위 내에서 동작들을 시행하는 것이 좋겠습니다.

　　기본적으로 스트레칭은 근육을 늘이는 행동입니다. 요가는 근본적으로 심신의 건강을 위하여 아주 좋은 체계를 갖춘 시스템입니다. 요가 동작자세은 전신을 대상으로 하여 여러 근육을 동시에 스트레칭 시킬 수 있습니다. 모든 자세를 수행할 수 있으면 최선입니다. 어떤 동작을 잘 하지 못한다고 좌절할 것은 아닙니다. 어렵고 복잡한 자세를 만들기 위해서는 반복운동으로 얻어지는 충분한 근력의 뒷받침이 필요합니다.

호흡

응급실로 들것에 실려 오는 환자 가운데, 호흡 곤란을 겪는 환자가 종종 눈에 띕니다. 가쁜 숨을 내쉬며 병색이 완연한 모습으로, 이른바 과호흡 상태입니다. 의료진은 환자를 안정시키고 천천히 호흡하라고 재촉하지만 정작 환자 자신은 어찌해야 좋을지 알지 못합니다.

몇 차례 재촉해도 반응이 시원치 않으면, 의료진은 비닐봉투 또는 종이컵을 환자의 입에 대고 호흡을 시킵니다. 얼핏 질식을 재촉하는 모습으로 보입니다. 하지만 숨이 넘어가던 환자는 서서히 안정을 되찾고 원래의 호흡을 하게 됩니다. 이렇듯 때로는 호흡의 끈을 놓아버리면 오히려 편한 숨을 쉴 수 있습니다.

질식하여 숨이 멎어 죽을 것 같은 불안감 때문에 밭은 호흡을 거듭하면, 이산화탄소가 지나치게 빠져나가면서 혈액이 알칼리화되어 실신하는 경우도 있습니다. 환자 자신이 내쉰 이산화탄소를 다시 들이마시도록 비닐이나 종이컵을 이용하는 것입니다. 숨쉬기, 즉 호흡은 산소를 받아들이고 이산화탄소를 배출하기 위한 생명 현상입니다. 산소와 이산화탄소의 균형이 깨지면, 다시 말해 산소 혹은 이산화탄소가 지나치게 많거나 적어지면 몸에 이상이 옵니다.

환자가 침착하게 심호흡을 할 수 있다면 이런 풍경은 없을 것입니다. 위에서 보았듯이 평소에는 아무 생각 없이 잘하던 호흡인데, 막상 맘먹고 하려 들면 어려운 게 호흡입니다.

최초의 호흡을 살펴봅니다. 자궁에 있는 태아의 폐 속에는 공기가 아닌 양수가 들어 있습니다. 분만과 동시에 시작되는 들숨흡식은 폐를 양수 대신 공기로 가득 채우고 날숨호식으로 그 공기를 내보내면서 '응애' 하며 고고성을 울립니다. 이처럼 숨쉬기는 태어나는 순간부터 누구나 하는 운동입니다.

사람은 누구나 태어날 때 들숨으로 폐에 공기를 채우고, 숨을 내쉬면서 삶을 마무리합니다. 의식하지 않아도, 심지어 잠을 잘 때도 평상시에는 자율신경계의 조절에 의해 자동적으로 리듬에 맞추어 호흡이 이루어집니다. 호흡 운동을 따로 익힐 필요가 없는 걸까요?

한 통계에 따르면 일반 인구의 약 20%가 호흡곤란을 호소하고 있습니다. 청중을 대상으로 호흡을 실습하도록 하면 '생각보다 호흡운동이 까다롭다'고 호소하는 사람들이 많습니다. 호흡 또한 어엿한 하나의 운동입니다.

한숨과
하품

　몸속의 모든 세포는 충분한 산소를 공급받아야만 건강해지고 신체의 기능도 좋아집니다. 올바른 숨쉬기는 산소의 체내 흡입량을 늘려 신진대사를 활발하게 조절합니다. 또한 근육의 수축과 이완을 돕기 때문에 운동 효과를 향상시키기도 합니다. 아울러 폐를 건강하게 하고 몸 가장 안쪽에 있는 뼈와 관절의 움직임을 잡아주는 속근육을 단련시켜 기초대사량을 높여줍니다. 따라서 건강을 생각한다면 제대로 숨 쉬는 법을 익혀야 합니다.

　심호흡, 곧 복식호흡을 위한 요령을 소개합니다. 먼저, 어깨를 떨어뜨리며 몸을 앞으로 살짝 기울이면서 길게 숨을 토해냅니다. 바로 한숨입니다. 내쉬는 숨은 되었으니, 이제 반대로 들이마시는 연습입니다. 몸을

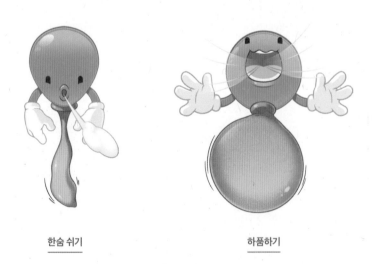

한숨 쉬기　　　　　　　　　　하품하기

살짝 뒤로 젖히면서 허리를 세우고 입을 크게 벌려 숨을 길게 들이마십니다. 바로 하품입니다. 한숨과 하품은 호흡의 날숨과 들숨이 증폭된 형태입니다. 복식호흡은 평상시의 호흡을 증폭시킨 것입니다. 네 그렇습니다. 바로 심호흡을 하고 있는 것입니다. 참 쉽습니다. 이를 반복 훈련하면 됩니다.

한숨날숨과 하품들숨으로 심호흡하기

① 긴 한숨으로 내쉽니다. 들이쉬기는 신경을 쓰지 않고 대충합니다. 3회 반복. ② 긴 하품으로 들이쉽니다. 내쉬기는 조금만 신경을 써서 한숨을 쉽니다. 3회 반복. ③ 긴 한숨과 긴 하품을 한 사이클로 엮어 천천히 내쉬기와 들이쉬기를 반복합니다.

한숨과 하품으로 연습한 복식호흡을 지금 이 자리에서 정식으로 복습합니다. 잠시 읽던 책을 펼친 채로 엎어서, 명치 위에 올리고 그 위에 두 손을 살포시 포개어 얹습니다.

일단 보통으로 편안하게 숨을 쉽니다. 배꼽주변에 양손을 살포시 얹습니다. 숨을 내쉬면 배가 꺼지고 들이마시면 배가 부풀어 올라옵니다. 자신의 숨 쉬는 모습을 눈과 몸과 마음으로 느껴보았습니다. 숨을 들이 마실 때, 횡격막근육이 수축하면서 돔의 높이가 낮아지며, 배는 앞으로 옆구리는 옆으로 풍선처럼 부풀면서, 가슴갈비뼈의 아래 부위만 넓어지며 옆·위로 들립니다. 목과 어깨는 끄떡이는 정도의 느낌으로 움직입니다.

이 느낌을 유지하며 점점 더 천천히 차분하고 편하게, 더 크게, 더 깊게 조절하여 갑니다. 자신만의 편안한 호흡법으로 익히면 됩니다. 이렇게 숨이 들고 나는 훈련을 반복하면서 온통 숨에만 집중하면 나른하게 힘이 빠지고 긴장감이 사라져 편안해지는 느낌이 옵니다. 복식호흡운동은 오랜 인류 역사 속의 명상과 요가부터 요즈음 유행하는 코어운동에 이르기까지 대부분 운동체계의 근간을 이룹니다.

호흡 훈련을 하다보면 머릿속이 멍해지고, 잠에 빠져들 수도 있습니다. 들숨과 날숨에 집중하노라면 마음이 고요해지고, 머리가 맑아집니다. '고요한 가운데 깨어 있음', 곧 명상에 이르는 첫걸음입니다. 마음을 비우는 과정입니다.

한숨의 순기능

　사람은 의식하지 않은 상태에서는 최소한의 양만 가볍게 숨쉬기 때문에 폐 속에 공기의 환기가 충분하지 못하여 때때로 강제적인 환기가 필요합니다. 한숨을 통해 폐를 한 번 순환시키고 새로운 공기로 교체시켜 답답함을 줄이는 것입니다. 폐포를 더욱 활발하게 활동하게 하거나 늘리는 것으로 마음을 진정시키는 것입니다. 한숨 대신 심호흡을 통해 알찬 호흡을 한다면 마음 또한 가볍게 진정될 수 있습니다. 들숨을 만드는 횡격막은 한숨을 내쉬면서 힘이 완전히 빠져 이완 상태가 됩니다.

　또 다른 관점에서 한숨은 횡격막의 스트레칭이기도 합니다. 횡격막 근육을 최대로 이완시키는 방법입니다. 반면 하품은 횡격막을 스트레칭시키기 위한 준비단계에서 이루어지는 최대 수축이기도 합니다.

보이지 않고
느끼기 어려운 근육을
움직이는 방법

 호흡법의 이론은 어렵습니다. 호흡을 관장하는 뱃속의 횡격막은 움직임이 겉으로 드러나지 않기 때문에 눈에 보이지 않으며 몸의 느낌으로도 알아차리기 어렵습니다. 이와 달리 같은 근육이라도 이두박근에 힘을 주어 팔에 알통을 만드는 것은 내 눈앞에서 벌어지는 현상이기에 쉽게 알 수 있습니다.

 뇌, 심장, 폐, 간, 신장 등 5대 생명기관은 어느 것 하나 내 마음대로 할 수 있는 것이 없습니다. 이 가운데 부분적으로나마 내 마음대로 할 수 있는 것이 하나 있습니다. 폐로 하는 호흡입니다..

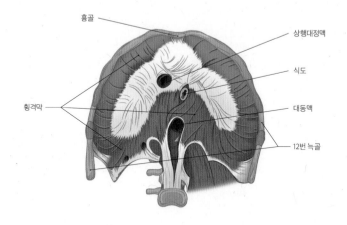

흉골

상행대정맥

식도

대동맥

횡격막

12번 늑골

가슴과 배를 나누는 횡격막을 아래에서 올려다본 그림으로 둥근 돔의 천정을 보는 느낌입니다.
돔의 바닥 부분에 해당하는 요추 앞면, 늑골, 흉골 등에서 시작하는 근섬유는
중앙으로 모여들어 중앙건을 형성하며 돔의 천정이 됩니다.

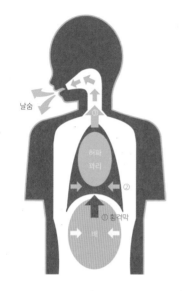

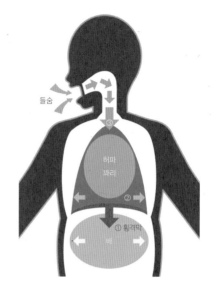

날숨

① 호흡 근육이 이완되면 횡격막이 위로 솟아오르면서
② 가슴이 축소되어 풍선에서 바람이 빠져나가듯
③ 허파꽈리에서 공기가 밀려나갑니다

들숨

① 호흡 근육이 수축하면 횡격막이 내려가면서
② 가슴 속의 공간이 확장되고
③ 공기가 끌려 들어와 허파꽈리에 공기가 가득 차게 됩니다

    그러나 폐 또한 스스로는 호흡을 할 수 없습니다. 호흡은 기본적으로 횡격막근육이 담당합니다. 횡격막은 자율신경이 조절하는 불수의근이면서 때로는 마음에 따라 움직임을 조절할 수 있는 수의근내 마음대로 근이기도 합니다. 따라서 운동방법을 제대로 익히면 호흡의 속도와 강약을 내 마음에 따라 조절할 수 있습니다.

    횡격막은 둥그런 돔 모양으로 위로는 가슴심장과 폐과 아래로는 배소화기관, 비뇨생식계 등를 나누는 경계를 이루는 구조물입니다. 횡격막의 근섬유는 뒤에서는 척추, 양옆으로는 갈비뼈, 앞에서는 흉골이 이루는 원통모양의 몸통 사방에서 출발하여 돔의 중앙건으로 이루어진 막을 향하여 방사상우산살 모양으로 집결합니다. 공동의 힘줄입니다. 방사형의 근육이 수축을 하면 공동힘줄이 사방으로 끌려가면서 돔 정상이 팽팽하게 끌려 내려가면서 높이가 낮아집니다. 이때 원통형의 가슴 속 용적이 늘어나면서 대기 속의 공기가 폐로 끌려 들어갑니다. 호흡이 반복되면서 대기 중의 공기와 폐 속의 공기를 교환합니다.

요약하면 들숨은 ① 호흡 근육이 수축하면 ② 가슴 속의 공간이 확장되면서 ③ 공기가 끌려 들어와 허파 꽈리에 공기가 가득 차게 됩니다. 날숨은 호흡 근육이 이완되면서 긴장감이 풀리면 가슴이 축소되면서 풍선에서 바람이 빠져나가듯 허파꽈리에서 공기가 밀려나갑니다.

숨쉬기 운동은 호흡의 스위치를 자동에서 능동으로 바꾸는 일입니다. 호흡 스위치의 변환이 말처럼 쉽지 않습니다. 따라서 운동 수준으로 가져오려는 노력이 필요하고 그 가치는 충분합니다. 명상이나 요가, 요즈음 각광을 받는 필라테스 등 여러 운동과정에서 깊은 호흡복식호흡, 심호흡, 단전호흡 등을 기본적으로 사용합니다.

평소에는 10%만 사용하는 폐

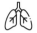

평소에는 한 번 호흡에 500㎖가량의 공기가 들고 납니다. 1분에 16회, 하루 2만 번입니다. 걸으면 1분에 27리터, 달리면 50리

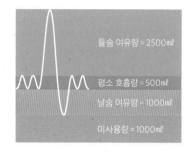

터 가량의 공기가 필요합니다. 하품을 하면서 평소의 호흡하는 양에 추가로 들이 마실 수 있는 들숨의 여유분 2500㎖, 한숨을 쉬면서 많이 내보낼 수 있는 날숨의 여유분 1000㎖, 한숨과 하품으로 최대로 내쉬고 들이 마실 수 있는 총 숨의 크기폐활량는 4000㎖입니다. 여기에 폐가 늘 품고 있는 공기의 양RV도 1000㎖가 있습니다. 폐의 전체 용량은 5000㎖가량으로, 평소에는 전체 용량의 10% 정도만 사용하고 있습니다.

에너지 효율을
높이는 호흡

인체에는 60조 개의 세포가 있습니다. 각 세포는 2가지 에너지 공장을 가지고 있습니다. 인간은 이 에너지 공장을 잘 구분하여 사용하면서 진화했습니다. 세포 내에는 해당계당을 분해하는 과정와 미토콘드리아계라는 각각 다른 에너지 공장이 있습니다.

해당계는 무산소 시스템으로 순발력을 요할 때 사용되는 에너지 공장입니다. 반면에 미토콘드리아계는 산소를 좋아하고 지구력에 사용되는 에너지 공장입니다.

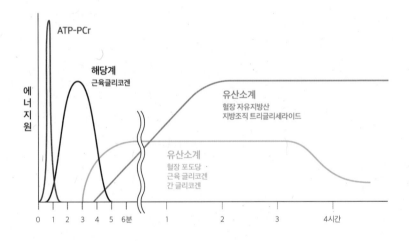

2가지 에너지 공장은 모두 포도당을 에너지원으로 삼아 에너지를 생산합니다. 생산효율에서 큰 차이를 보입니다. 해당계는 포도당 1분자로 ATP 2분자를 생산하는데, 열효율은 31%에 불과합니다. 근육에서 운동하는 과정에서 젖산이 생산되어 축적됩니다. 미토콘드리아계에서는 산소를 이용한 완전연소가 이루어지는데, 에너지 효율이 높아 포도당 1분자로 ATP 36분자를 생산합니다.

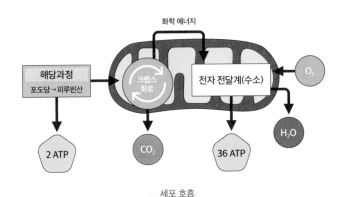

세포 호흡

한편 근육은 일차적으로 포도당을 에너지원으로 사용하지만 저장형 에너지원인 지방과 글리코겐을 포도당으로 변환시켜서 ATP를 생산합니다. 안정 단계에서는 지방을 주로 사용합니다. 지방은 양은 많지만 대사가 느린 평범한 연료입니다. 반면 근육 내의 글리코겐은 포도당의 저장 형태로 지방에 비해 양이 적지만 대사는 더 빠릅니다. 즉, 위급할 때를 대비한 고급 연료입니다. 운동 강도가 높아지면 근육 속의 글리코겐 의존도가 높아지며, 운동 시간이 길어지면 고갈되는 근육 내 글리코겐을 보전하려고 지방에 대한 의존도를 높입니다. 반면에 지방과 글리코겐 등 기본 에너지원이 부족하면 근육 내 단백질까지도 분해하여 사용합니다. 공복상태에서 장시간 운동을 하면 근육 스스로 자신의 구조를 분해하여 에너지원으로 사용합니다.

유산소 운동 vs 무산소 운동

몸의 최종 에너지 형태인 ATP를 생산하는 과정에서 산소를 이용하면 유산소 운동, 산소를 이용하지 않으면 무산소 운동입니다. 산소를 충분히 공급할 수 있는 상태에서는 포도당으로부터 ATP 36분자를 생산합니다유산소 운동. 산소가 부족하면 크레아틴인산염을 분해하여 ATP 2분자를 생산합니다무산소 운동. 대부분의 운동은 유산소와 무산소 에너지 형태를 혼합하여 사용합니다. 각 운동마다 어떤 시스템을 주로 사용하느냐에 따라 유산소 운동이나 무산소 운동으로 분류합니다.

구분	시트르산계 - 유산소(운동)	해당계-무산소(운동)
장소	미토콘드리아	세포질 내
포도당 1분자당 열효율	36 ATP	2 ATP
운동 종류	중장거리 달리기	단거리 달리기(100m)
힘의 종류	지구력	순간적 힘

근력운동

"예쁜 눈을 가지려거든 타인의 장점을 보고, 아름다운 입술을 가지려거든 좋은 말을 하고, 날씬한 몸을 가지려거든 배고픈 자와 음식을 나누라." 세기의 미인 오드리 헵번이 남긴 아름다운 말입니다. 의사로서 한마디 추가합니다. "건강한 몸을 원하면 부지런히 움직이라."

근력운동이 중요하고 필요하기에 소개합니다. 그러나 운동을 새롭게 시작하려고 마음먹거나 오랫동안 질병에 시달렸던 분에게는 근력운동을 권유하지는 않습니다. 오히려 모든 근력운동을 금지하시고, 공원의 운동 기구는 쳐다보지도 마시라고 합니다.

개인의 근력은 평소에 몸을 어떻게 관리했느냐에 따라 차이가 있습니다. 근력 운동은 나이에 상관없이 언제든지 시작하면 됩니다. 지금부터 운동을 시작하여 꾸준히 유지하면 서서히 좋아집니다. 다만 나의 근력의 정도가 어떠한지 모르기 때문에 기구를 이용한 운동보다는 자신의 체중을 이용하여 운동을 시작하는 것이 안전합니다. 힘센 두 팔을 원하면 팔굽혀펴기푸시업를 하고, 튼튼한 두 다리를 원하면 절반앉기스쿼트를 할 수 있습니다.

왜 운동을 하는가? 건강을 위해서! 아름다운 외모를 위해서! 운동의 즐거움을 느끼기 위해서! 헬스장에 들어서면 화려하게 설치되어 있는 여러 가지 고급스러운 운동기구는 근력운동을 위한 웨이트 트레이닝 기구입니다. 힘을 키우고 싶은 근육에 맞는 기구를 사용하려면 그에 맞는 정확한 자세가 필요합니다. 추의 무게를 얼마나 걸고, 몇 번을 반복할 것인지 구체적인 내용이 필요합니다. 근육별로 골고루, 정확하고, 안전한 자세에서 단계적으로 시행해야 합니다.

몸짱을 만들기 위한 운동은 권장하지 않겠습니다. 힘이 많으면 많을수록 좋겠지만 누구나 몸짱을 만들 이유는 없습니다. 생활을 하면서 힘을 써야 할 일이 있을 때 몸에 무리가 없이 수행할 수 있을 정도의 근력을 지니면 됩니다. 그 이상의 경우에는 다른 사람의 도움을 받아서 처리하면 됩니다. 그러므로 몸짱 만들기를 위한 대부분의 운동은 육체미 선수에게 넘겨드립니다.

물론 여분의 힘, 여력은 필요합니다. 어느 정도까지 여분의 힘을 키우는 게 알맞을지는 개인차가 크므로 조심스레 접근해야 합니다. 자칫 의욕이 넘쳐 무리하다 부상을 입게 마련입니다. 이 책은 무엇보다 안전하게 평생 운동하는 방법을 최고의 가치로 삼고 있습니다.

기구를 사용하지 않으면서도 몸의 중요한 부위를 적절하게 힘을 키울 수 있는 운동을 소개합니다. 기구를 사용하지 않는 운동은 무엇보다 부상의 위험이 상대적으로 적고, 마음먹으면 언제, 어디서나 쉽게 운동을 시작한다는 장점이 있습니다. 가슴과 어깨부터 손까지, 상지를 위한 '팔굽혀펴기 운동'이 있습니다. 엉덩이부터 발까지의 하지를 위한 '절반앉기 운동'이 있습니다.

❶ 팔굽혀펴기푸시업

팔굽혀펴기에서는 몸 전체가 바닥과 이루는 각도에 따라 팔에 걸리는 체중의 부하가 다르며, 양쪽 손 사이의 거리와 팔꿈치의 구부러지는 각도에 따라 기본적인 운동을 시키고자 하는 목표 대상 근육과 운동의 정도가 결정됩니다. 기본적으로는 발을 기준점으로 삼지만, 부담을 줄이기 위해서 무릎을 기점으로 할 수도 있습니다. 선택한 자세로 시행하는 반복횟수세트에 따라 운동량을 늘리기도 줄이기도 가능합니다. 자세에 관계없이 팔굽혀펴기를 시작해서 1개월간 유지할 수 있는 운동량을 소개합니다. 아주 작은 반복으로 시작하여 아주 작은 횟수를 늘려가는 안전하면서 약간은 지루한 제안입니다. 팔굽혀펴기에 의한 근력강화의 대상 근육은 대흉근, 삼각근, 삼두박근, 전거근, 복직근 등입니다.

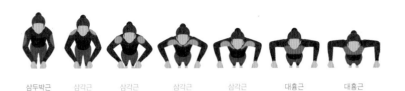

| 삼두박근 | 삼각근 | 삼각근 | 삼각근 | 삼각근 | 대흉근 | 대흉근 |

팔굽혀펴기 팔의 넓이와 운동 부위

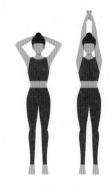

대흉근 (하)

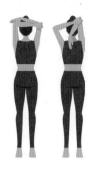

삼두박근, 대흉근(하)

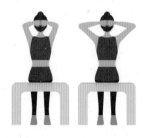

전거근, 대흉근(중), 소흉근

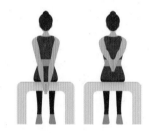

삼각근, 대흉근(하)

팔굽혀펴기 전 스트레칭

균형 있고 안전한 운동을 위하여 근력운동 전에 해당 근육을 위한 스트레칭을 합니다. 팔굽혀펴기 전 스트레칭에서, 한 가지 자세로 인접한 여러 가지 근육을 스트레칭 할 수 있습니다. 반면에 대흉근은 아래-위로 큰 근육이어서 상·중·하 세 부분으로 나누어 생각을 하며, 스트레칭도 세 가지 자세가 필요합니다.

단계별 팔굽혀펴기

① 벽에서 팔굽혀펴기: 벽에서 40㎝ 정도 거리를 두고 마주서서 어깨 높이의 벽에 손을 대고, 발뒤꿈치를 살짝 들고서 시행을 합니다. 팔꿈치를 구부려 얼굴이 벽에 닿을 만큼 몸을 벽 쪽으로 다가갑니다. 팔꿈치를 쭉 펴서 몸을 세웁니다. 10회 반복을 할 수 있으면 '책상'으로 넘어갑니다.

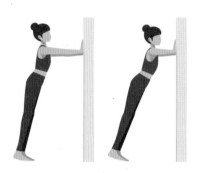

② 책상에서 팔굽혀펴기: 책상 윗변의 모서리에 어깨 폭보다 약간 넓게 손을 대고 팔꿈치를 구부려 얼굴이 책상에 닿을 만큼 몸을 책상 쪽으로 다가갑니다. 팔꿈치를 쭉 펴서 몸을 들어 올립니다. 10회 반복을 할 수 있으면 '무릎'으로 내려갑니다.

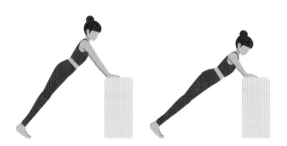

③ 무릎 대고 팔굽혀펴기: 무릎을 구부려 무릎을 바닥에 댑니다. 바닥에 어깨 폭보다 약간 넓게 손을 대고 팔꿈치를 구부려 얼굴이 바닥에 닿을 만큼 몸을 바닥 쪽으로 내려갑니다. 팔꿈치를 쭉 펴서 몸을 들어 올립니다. 10회 반복을 할 수 있으면 '바닥'으로 내려갑니다.

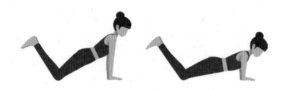

④ 바닥에서 팔굽혀펴기: 발끝과 손바닥으로 온몸을 지탱합니다. 손은 어깨 폭보다 약간 넓게 바닥에 대고 팔꿈치를 구부려 얼굴이 바닥에 닿을 만큼 몸을 바닥 쪽으로 내려갑니다. 팔꿈치를 쭉 펴서 몸을 들어 올립니다.

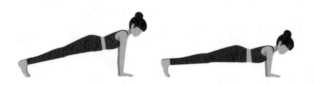

초보 팔굽혀펴기 30일 프로그램

1	4회	11	10회 × 2세트	21	23회
2	8회	12	18회	22	15회 × 2세트
3	10회	13	15회 × 2세트	23	24회
4	11회	14	19회	24	25회
5	휴식	15	휴식	25	휴식
6	13회	16	15회 × 2세트	26	20회 × 2세트
7	15회	17	20회	27	26회
8	10회 × 2세트	18	15회 × 2세트	28	27회
9	16회	19	21회	29	29회
10	휴식	20	휴식	30	30회

가벼운 팔굽혀펴기가 운동마니아의 가슴을 아프게 하였습니다.

승마, 수상스키 등 각종 스포츠를 즐기는 친구의 이야기입니다. 어느 날 갑자기 원인 모르게 왼쪽 앞가슴이 아프기 시작하였답니다. 아무리 생각하여도 별일이 없었습니다. 만져서 확인 촉진하니 근육에 통증이 있습니다. 혹시 팔굽혀펴기를 하였느냐는 질문에 고개를 갸우뚱하였습니다. 그까짓 것쯤이야 하는 느낌이 들었나 봅니다. 잠시 뜸을 들이고는 늘 하던 대로 하였답니다. 이러한 반응은 진료실에서 숱하게 들었던 바이기에, 정말 평소와 다른 점이 없었는지 되물었습니다.

"평소와 달리 다리를 소파에 걸치고 빠르게 하였다. 그 정도로 이만한 고통을 당하리라는 생각은 조그만큼도 없었다."

운동으로 다져진 몸일지라도 세월과 동시에 밀려오는 과부하에는 버틸 장사가 없습니다. 심한 경우에는 팔굽혀펴기를 하다가 대흉근의 일부가 파열되어 고통을 당하기도 합니다. 실제로 팔굽혀 펴기를 한 다음에 가슴의 근육이 파열된 경우를 가까운 동료 교수의 몸을 통해 확인하기도 하였습니다.

운동을 하다 보면 더 강하게, 더 많이 하고 싶은 생각이 들게 마련입니다. 어제보다 나은 오늘, 오늘보다 더 나은 내일을 꿈꾸는 마음은 자연스럽습니다. 하지만 근력운동은 필히 부상의 위험을 동반하기에, 언제나 조금씩 점진적으로 강도를 높이고 횟수를 늘려나가는 조심성이 필요합니다.

❷ 절반앉기 스쿼트

종종 마주치는 장면이 있습니다. 무릎이 시원치 않은 노인이 엉덩이를 바닥에 내던져 앉고, 일어날 때는 손으로 바닥을 짚고서 뱅글뱅글 몇 바퀴 맴돌다 겨우 허리와 무릎을 펴고 일어나는 모습입니다. 노인을 곤경에 빠뜨리는 것은 마을의 뒷동산이 아니라 방바닥에서 일어나 의자에 앉기까지, 고작 40㎝밖에 되지 않는 높이입니다. 이때 40㎝는 높은 담벼락 이상으로 노인을 좌절시킵니다. 결국 무릎을 펴서 일어서는 힘이 노년에 삶의 질을 좌우합니다.

고령인구가 많아진 까닭인지, 방바닥에 양반다리로 앉아 식사를 하던 식당의 방안에는 어색하게도 식탁과 의자가 놓여 있습니다. 이러한 변화는 사방에서 이루어지고 있어 완전히 탈바꿈할 태세입니다. 전래의 좌식문화에서 입식문화로 생활환경이 바뀌고 있는 것입니다.

이러한 변화는 생활 속의 불편함과 어려움을 줄여서 무릎에 가해지는 부담을 줄이려는 노력입니다. 계단은 얕은 경사 길로 변하고, 높은 계단 길은 엘리베이터와 에스컬레이터로 바뀝니다.

조심을 하여도 아차 하는 순간에 부담이 걸리면서 무릎의 통증을 만들어냅니다. 무릎을 움직이는 다리의 힘이 생활 속의 중력을 어느 정도 감당할 수 있는가에 달려 있습니다. 무릎 통증의 정도는 난이도가 높은 곳에서 우선 나타납니다. 난이도는 방바닥 생활, 계단 오르내리기, 경사로 걷기, 평지 걷기의 순입니다. 무릎을 구부려 몸을 바닥 쪽으로 낮추고, 계단을 내려가고, 비탈길을 내려가는 것이 순서대로 몸을 일으켜 세우고, 계단을 오르기와 경사를 올라가는 것보다 더 큰 부담을 느낍니다.

절반앉기는 이러한 부담에서 벗어날 수 있는 좋은 방법입니다.

절반앉기에 의한 근력강화의 대상 근육은 넓적다리 앞부분의 대퇴근, 둔부의 대둔근, 중둔근, 소둔근, 대퇴의 뒷부분햄스트링 등입니다. 스쿼트에서는 무릎이 구부러지는 각도에 따라 기본적인 운동을 시키고자 하는 목표 대상 근육의 운동 정도가 결정됩니다. 그 자세로 시행하는 반복 회수세트에 따라 운동량이 변화합니다. 절반앉기를 시작해서 1개월간 유지할 수 있는 운동프로그램을 소개합니다. 아주 작은 반복으로 시작하여 점차 조금씩 횟수를 늘려가는 안전하지만 역시 지루한 제안입니다.

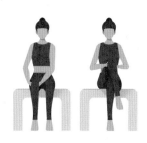

엉덩이 스트레칭

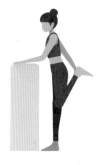

사두고근 스트레칭

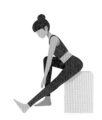

햄스트링 스트레칭

절반앉기 전 스트레칭

절반앉기를 위한 모범적이지만 까다로운 조건의 운동자세가 있습니다. 처음부터 좋은 자세를 만들고 유지하기는 쉽지 않습니다. 우선은 할 수 있는 쉬운 자세로 부터 시작하시고, 운동에 익숙해지고 부담이 줄어가는 것을 느끼기 시작하면 그때부터 각 부분에 신경을 쓰면서 동작을 천천히 시도하여도 좋습니다.

균형 있고 안전한 운동을 위하여 근력운동 전에 해당근육을 위한 스트레칭을 합니다.

절반앉기의 변형 자세

'벽에 기대어 하는 스쿼트'가 있습니다. 등을 벽에 대고 천천히 무릎을 구부려서 몸을 낮추었다가 무릎을 펴면서 몸을 세우는 방법입니다. 다리의 부담이 많이 줄어들기 때문에 초보자에게 안전하고 좋습니다. 자세의 목표는 무릎이 약 90도 정도 구부려지는 곳까지 몸을 낮추는 것이지만 초보 시절에는 다리가 허용하는 만큼만 내려가면 됩니다.

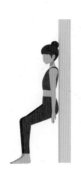
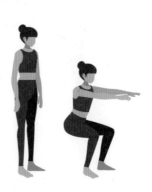

초보 절반앉기 4주 프로그램

1	20회	11	30회	21	휴식
2	30회	12	40회	22	30회
3	휴식	13	50회	23	40회
4	20회	14	휴식	24	휴식
5	30회	15	20회	25	30회
6	40회	16	30회	26	40회
7	휴식	17	휴식	27	50회
8	30회	18	20회	28	휴식
9	40회	19	30회	29	30회
10	휴식	20	40회	30	

❸ '팔굽혀펴기와 절반앉기의 콤보'

팔과 다리의 근력운동을 하나의 프로그램으로 엮어서 두 운동을 번갈아 가며 시행하는 방법도 있습니다. I단계 3세트, II단계 5세트, III단계 7세트, 세트를 반복하는 사이에 한 세트를 마치고 달콤한 '2분 휴식 시간'을 가집니다.

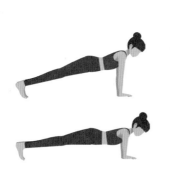
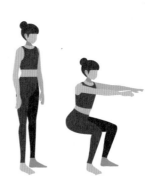

각 단계별 1개의 세트는 '팔굽혀펴기 4회 / 절반앉기 4회 / 팔굽혀펴기 10회 / 절반앉기 10회 / 팔굽혀펴기 4회 / 절반앉기 4회 / 팔굽혀펴기 10회 / 절반앉기 10회'로 구성합니다.

❹ Setting

관절의 움직임 없이 근육을 수축시키는 운동등척성운동입니다. 다리 힘을 기르는 가장 낮은 단계의 운동입니다. 대표적인 부위는 무릎과 둔부를 위한 운동이 있습니다. 서서도 앉아서도 누워서도 할 수 있습니다.

① Q setting 운동: 무릎을 움직이는 넓적다리 앞부분의 사두고근quadriceps의 힘을 기르는 운동입니다. 의자에 앉아서 무릎을 일자로 펴서 힘을 주면 넓적다리 앞부분의 근육이 불끈하며 단단해집니다. 힘을 주어 5초 동안 유지합니다. 10회 반복합니다.

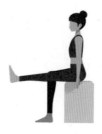

Q-setting

의자에 앉아서 무릎을 펴서 아래 다리를 들어 올려서 이 자세를 유지합니다.

② G-setting 운동: 엉덩이둔부, gluteus를 둥그런 모양으로 만들 수 있도록 힘을 기르는 운동입니다. 힘을 주어 5초 동안 유지합니다. 10회 반복합니다.

③ G-setting(누운 자세): 엉덩이 양쪽에 힘을 주어 양 볼기를 서로 가까워지게 만드는 동작입니다. 힘이 들어가면 몸이 약간 들려 올라가는 느낌이 있습니다.

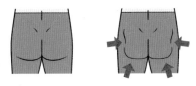

G-setting(누운 자세)

엉덩이 양쪽에 힘을 주어 양 볼기를 서로 가까워지게 만드는 동작입니다.
힘이 들어가면 몸이 약간 들려 올라가는 느낌이 있습니다

④ G-setting(선 자세): 한 손은 책상이나 벽을 잡고 편안한 자세로 섭니다. 한 다리의 무릎을 곧게 펴서 뒤로 뻗어 뒷발질하는 자세를 만듭니다. 둔부에 빵빵하게 힘이 들어가는 느낌이 옵니다.

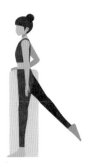

G-setting(선 자세)

한 손은 책상이나 벽을 잡고 편안한 자세로 섭니다. 한 다리의 무릎을 곧게 펴서
뒤로 뻗어 뒷발질하는 자세를 만듭니다. 둔부에 빵빵하게 힘이 들어가는 느낌이 옵니다

3

재활의학?
생활의학!

재활의학은 곧 생활의학이다. 생활에서 문제가 발생하고, 생활이 문제 발생의 원인이며, 생활 중에 그 고통을 겪지만, 생활 그 자체를 치료로 사용하는 까닭이다.

  생명이 위급한 환자를 수송하는 응급헬기와 앰뷸런스, 급박한 응급
소생술 …. 이때 의학은 '응급의학'에 해당합니다. 24시간 불을 켜고 다
급하게 움직이는 응급실 장면이 연상됩니다. 화급을 다투는 응급의학
을 포함하여 수천 년을 이어온 의학은 '치료의학'에 해당합니다. 치료의
학의 최대 관심사는 질병의 퇴치입니다. 그리고 지금도 의학에 중심에
있습니다.

  치료의 한계점에서 질병을 막아보려는 노력이 '예방의학'으로 탄생하
였습니다. 인간이 점점 평등해지고, 생명 존중의 사상이 보편화하면서
대중의 건강으로 관심의 축이 이동한 셈입니다. 예방의학은 생물학적으
로, 사회적으로, 국제적으로 제도를 통해 질병을 미연에 차단하여 막아
보려는 의학입니다. 코로나 시대의 예방접종(백신)이 좋은 예입니다.

  그리고 1948년 마침내 '재활의학'의 개념이 등장하였습니다. 이는 만
성 질환과 고령화 사회의 등장과 함께합니다. 재활의학은 치료, 예방을
포괄하는 아주 넓은 개념입니다. 물론 모든 변화와 마찬가지로 대중의
생각은 쉬 바뀌지 않습니다. 재활의학이 등장한 지 60년이 넘었지만 여
전히 사회의 제도로서 충분히 자리를 잡았다고 하기에는 아쉬움이 많
습니다.

  재활의학은 모든 연령의 사람을 대상으로, 개인의 전 생애에 걸쳐 장
애를 초래하는 의학적 상태와 질환을 갖고 있는 사람의 예방, 진단, 치
료와 재활을 담당합니다.

한편, '빠른/느린 의학'으로 구분하는 방식도 있습니다. 느린 의학은 여러 유전질환, 희귀질환, 다양한 만성 질환으로 고생하는 사람을 평생 동반하며 질병을 관리하는 의학입니다. 질병에서 회복하고 건강을 관리하는 수단으로 운동을 사용하면서 생활 속에 스며들어 삶과 함께하는 재활의학이야말로 느린 의학의 전형입니다.

의사의 역할도 시대에 따라 변천합니다. 치료하는 의사, 예방하는 의사를 거쳐 이제는 행복을 주는 의사로서 새로운 모습을 지향합니다.

저자는 재활의학의 새로운 명칭으로 '생활의학'을 제안합니다. 생활에서 문제가 발생하고, 생활이 문제 발생의 원인이며, 생활 중에 그 고통을 겪지만, 생활 그 자체를 치료로 사용한다는 뜻입니다.

무엇보다 비만, 당뇨병, 고혈압 등은 나쁜 생활 습관 때문에 생기는 생활습관병이라고 합니다. 습관에 더해 생활환경의 영향도 많이 받습니다. 이를 해결하기 위해서 생활 습관을 바꾸어야 합니다. 생활 습관을 바꾸는 방법으로 생활 관리 또는 생활 치유라는 말도 사용합니다. 아주 구체적으로는 생활 운동이든가 생활 체육도 있습니다. 이를 아우를 수 있는 것이 생활의학입니다.

예방의학과 재활의학은 내과나 외과처럼 세분된 여러 의학 중 하나인 낱개의 과목으로 자리매김되어 있습니다. 그러나 기존의 다양한 치료의학과 그를 보완하는 예방의학에 이어 재활의학은 '제3의 물결'로 의학의 역사에 필연적으로 등장할 수밖에 없었던 매우 중요한 개념입니다. 따라서 모든 의료진이 필수적으로 지녀야 할 의철학적 3단계 인프라의 한 층입니다.

재활의학이란

재활,
충격에서
무난하게 벗어나기

아래 그림 '재활, 질병 후 회복의 과정'은 심각한 사건이나 사고를 겪은 후 회복하는 과정을 설명하는 그림입니다.

재활, 질병 후 회복의 과정

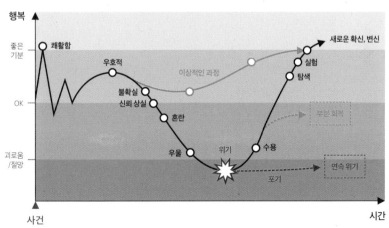

예상치 못한 질병을 진단받거나, 교통사고로 몸의 여러 곳에 문제가 발생한 후 초기에는 반신반의하면서 불안한 시간을 보냅니다. 회복의 기미가 없으면 불신과 혼란의 상태를 거쳐 우울의 감정으로 주변과 자신에 대한 원망의 시기를 맞으면서 최대의 위기에 봉착합니다. 이를 수용하고 회복의 길로 들어서면 재탐색과 실험의 시기를 거쳐 완전 회복의 단계에 도달합니다. 포기하면 최저점의 상태에 머무르거나 부분적인 회복으로 그칩니다.

회복의 과정을 이상적인 과정을 지나도록 긍정적인 방향으로 이끌어가는 안내자 역할을 재활혹은 재활의학이 담당합니다.

재활,
뇌와 근육
사이에서

재활치료훈련는 뇌인지, 의지, 의도, 동기 등를 자극하여 근육을 움직입니다. 몸을 특정하게 움직이는 활동을 과제로 제공하여 팔과 다리, 몸통의 근육을 움직입니다. 이를 반복하는 운동 과정에서 몸은 제 기능을 서서히 회복합니다. 근육과 뇌는 물론 심장, 폐, 간, 신장 등도 간접적으로 기능이 호전됩니다. 결국 재활인생은 뇌와 근육의 소통brain-muscle.com 입니다. 모든 만성 질환의 증상은 활동 감소로 인한 근약증이 문제입니다. 뇌를 생각하며, 뇌와 근육의 생각도 더하여, 근육 중심의 사고로 옮겨갈 것을 제안합니다.

재활의학에서 사용하는 치료의 방법은 근육을 재교육시키고, 재교육을 하면서 자극과 반복의 과정에서 뇌를 포함한 전신에 변화가 일어나기를 기대합니다. 근육은 사용하지 않으면 퇴행합니다. 근육은 운동을 통해 길이와 부피가 늘어나 탄력과 힘을 되찾을 수 있습니다.

재활의학과
만성 통증

'오만 가지 치료를 다 받아보았는데 낫지 않아서 이제 마지막으로 선생님을 찾아 왔습니다.' 진료실에서 드물지 않게 듣는 말입니다. '닥터 쇼핑doctor shopping'이라는 말도 있습니다. 오래도록 자신의 의학적인 문제를 해결하지 못하는 환자가 여러 의료기관을 찾아 헤매는 현상을 비꼬아 표현하는 준의학용어입니다.

'오만 가지 치료'가 곧, '쇼핑의 대상'입니다. 환자는 환자대로, 의사는 의사대로, 서로가 서로를 모르기에 벌어지는 현상으로 누구의 입장이 옳은지 따지기 어렵습니다. 저자는 일차적으로 고통을 당하며 '쇼핑을 다니는 자'가 더 불리한 입장에 있다고 생각합니다. 예비의사인 의과대학생에게는 억울한 환자를 만들지 않도록 잘 공부하고 좋은 의료행위를 하라고 교육하고 있습니다.

만성이란 이름이 붙은 대상은 생명이 다하는 날까지 함께해야 하는 초대받지 않은 동반자를 말합니다. 재활의학은 장애를 필연적으로 만나야 하는데, 장애 역시 숨이 다하는 날까지 함께하여야 하므로 만성의 또 다른 이름입니다. 따라서 재활의학은 만성 질환과 숙명적으로 만나게 되어 있습니다.

만성 질환 중에 가장 골치 아픈 존재가 만성 통증입니다. 그래서 의사들이 가장 꺼리는 대상입니다.

통증은
'오리무중'

통증은 투명인간처럼 보려고 아무리 노력을 하여도 볼 수가 없습니다. 통증의 보이지 않는 얼굴을 다섯 가지로 나누어서 설명해 보겠습니다.

첫째, 통증에 대한 세계통증학회에서 설명하는 정의는 이러합니다. '통증은 실재 또는 잠재적 조직 손상 또는 이와 유사한 상태와 관련되어 겪는 불쾌한 감각과 정서의 경험이다.' 감각과 정서의 경험은 정신적인 현상이므로 볼 수 없습니다. 물론 통증의 근저에 원인으로 작용하는 잠재적인 육체적인 손상은 인정하고 있습니다. 정의에 더하여 6가지 조건이 추가적으로 따라 붙었습니다. 수십 년 동안 사용하던 기존의 정의에 기다랗게 여러 가지 설명을 붙여야 할 정도로 통증이라는 존재가 어려웠나 봅니다.

1. 통증은 항상 생물학적, 심리적이며 사회적 요인에 의해 다양한 정도로 영향을 받는 개인적 경험이다.
2. 통각과 통증은 다른 현상이다. 감각 뉴런의 활동만으로 통증을 추론하면 안된다.
3. 삶의 경험으로 통증의 개념을 학습한다.
4. 통증을 경험하는 개인의 호소는 반드시 존중되어야 한다.
5. 통증은 일반적으로 상황에 적응(adaptive)하는 역할을 하지만, 삶과 사회적, 심리적 웰빙에 부정적(maladaptive)인 영향을 미칠 수 있다.
6. 언어는 통증을 표현하는 여러 행동 중 하나일 뿐이다. 의사소통이

불가능하다고 해서 사람 또는 사람이외의 동물이 통증을 겪을 가능성을 부정하지 않는다.

둘째, 환자들은 통증이 여기저기 돌아다닌다고 표현을 합니다. 그러나 통증은 결코 돌아다닐 수 없습니다. 병균이나 바이러스는 온몸을 돌아다니거나 옮겨 다니거나 퍼집니다. 하지만 통증은 그렇지 않습니다. 아픈 곳이 여러 곳에 있고 이들이 번갈아 나타날 뿐입니다.

셋째, 통증은 변덕스럽습니다. 여기저기 돌아다니는 것도 이상한데 '아팠다 말았다'를 반복합니다. 이 늘 똑같은 정도로 아프지 않고 똑같은 느낌으로 아프지 않고 늘 변화한다는 것입니다. 즉 통증의 정도가 계속 변화합니다.

넷째, 전이통이라는 것이 있습니다. 통증이 발생하는 부위와 통증을 느끼는 부위가 서로 다르다는 것입니다. 그렇기 때문에 통증이 느껴지는 부분에서 통증의 원인을 찾으려고 하면 찾기가 참 어렵습니다. 신체 외부에서 작용하는 통증의 위치는 눈을 감아도 알 수 있습니다. 그러나 몸의 내부에서 변화가 일어나는 그 자리를 꼭 집어 알 수는 없습니다. 대신 조금은 거리를 둔 다른 곳에서 아프다는 신호를 느끼게 됩니다. 여러 가지 가슴과 배의 통증이 그러합니다.

마지막으로 다섯째, 정말로 이해하기 어려운 상황입니다. 환자는 통증이 있어 원인을 찾아 치료하려는 목적으로 의료기관을 방분합니다. 의사는 진찰을 하고 여러 가지 검사를 한 다음, '이상 없습니다'라고 짧은 선언을 합니다. 발견을 하지 못한 건가요. 의사가 모르는 것은 아닐까요. 이럴 때 사용하는 용어는 기능성 통증functional pain입니다. 나는

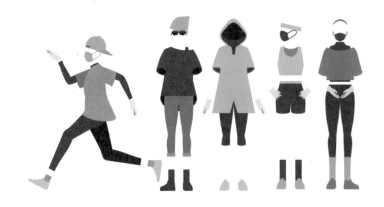

통증은 투명인간과 같습니다 아무리 노력을 하여도 볼 수가 없습니다
변덕도 심합니다 여기가 아픈가 하면 저기가 아프고, 오늘은 아프던 곳이 내일이면 멀쩡해지기도 합니다
통증의 속성을 감안하여 접근하면 통증을 이해하는 데 도움이 됩니다

아픈데 이상이 없다니요? 참! 어이가 없습니다.

이렇게 통증의 다섯 가지 속성이 있는데 이런 것들이 통증에 확인과 치료와 근본적인 치료를 어렵게 합니다. 여전히 보이지는 않지만 이해하기에는 도움이 됩니다.

자칫하면 파국으로 치닫는
만성 통증

이순신 장군의 명량해전, 해마다 여름이면 한반도를 향해 달려오는 열대성 저기압이 밀어올리는 태풍, 북미대륙의 토네이도. 이들의 공통된 모습은 회오리소용돌이입니다. 한번 휘말리면 어지간해서는 탈출이 불가능합니다. 이와 비슷한 상황이 우리 몸에서도 벌어집니다. 만성 질환통증의 경우에는 두 갈래의 회오리가 돌아갑니다.

정신적인 파국 통증이 해소되지 않고 반복적으로 나타나면 '끔찍한 내 통증'이 됩니다. 이어서 불안, 우울증과 분노의 정서가 지배하게 되고, 나아가 심한 정서적 고통으로 통증의 강도는 점점 더 악화되며 뿌리를 깊게 내려갑니다.

육체적 운동기능 악화 아픈 나를 더 아프게 하는 운동은 정말 괴롭습니다. 이렇게 운동을 회피하면 신체적으로 점점 더 쇠약해지며, 상태가 악화되면 활동의 폭이 더더욱 좁아집니다.

정신과 육체는 인위적으로 갈라놓은 것일 뿐 결국은 하나로 뭉쳐져 더 강력한 회오리를 만들어 힘차게 돌아갈 뿐입니다. 악순환의 과정을 들여다보면, 심리적인 문제가 신체적인 병을 일으킬 수 있고, 신체적인 질병 역시 개인의 성격이나 정서 상태를 변화시킬 수 있습니다.

일례로 근육의 긴장, 염좌, 구축 또는 위약 등으로 발생하는 요통은 주로 근육의 이상에서 올 뿐만 아니라 심리적으로는 정신적 스트레스와 이상상태에서 발생하기도 합니다.

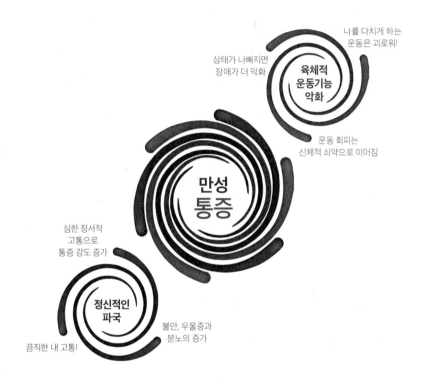

통증을 체감하는 정도는 주관적이며 환자의 성격, 감정상태, 과거경험에 따라 다르고 때로 심리적 갈등이 신체적으로 표현될 수 있습니다. 개인마다 자극 역치가 달라 바이오피드백biofeedback, 이완요법, 명상 등으로 자극 역치를 끌어올려 주어야 할 경우도 있습니다. '자극 역치'는 통증을 느끼게 되는 위험 수위를 말합니다.

통증이 유발되는 정도의 증상을 체감한 뒤라면 우선 신체적, 심리적 절대 안정이 필요하므로 통증을 감소시키는 신체자세를 배워 적용하고 또한 직장생활, 가족환경, 여가와 취미활동, 성격 역동 등을 파악하여 요통을 지속시키는 환경적, 심리적인 요인들을 파악해야 합니다.

따라서 종합적인 심리상태, 성격특성, 환경특성 등을 평가하고 이를 토대로 몸과 마음의 관계에 대한 통찰지향적 교육, 근육이완법, 호흡법, 심상법 같은 이완을 목표로 하는 심리치료로 통증을 유발하는 심리상태에 이르지 않도록 스스로 관리할 수 있게 합니다.

휴식의 함정, 불사용 증후군

수년 전 암이 발생하였지만, 치료를 마친 뒤 잘 지내던 사람의 이야기입니다. 하루는 여기저기 다니며 무리하였고, 그 후로 늘 피곤하였습니다. 눈이 충혈되어 안과를 방문하였습니다. 의사 왈, 눈이 이렇게 된 것은 피곤해서 그런 것이니 쉬세요. 의사 말을 따라 그동안 유지하고 있던 체조와 걷기 운동을 전면 중단하였습니다. 눈의 충혈에 대한 처방일 수는 있지만, 눈의 주인을 위해서는 최악의 처방이 되었습니다. 무엇을 어쩌라는 것인지, 평생 쉬면 눈이 좋아진다는 것인지 도무지 알 수 없습니다. 막연히 '운동 하세요'보다 나쁩니다. 만성 통증질환자에게 '휴식 하세요'라는 처방은 무지하고 무책임한 처방입니다.

아직도 병에 걸리거나 부상을 입으면 '휴식 혹은 안정이 우선'이라는 생각이 만연해 있지만, 실상은 이와 다릅니다. 의료 현장의 기록에도 남아 있습니다.

먼저 1938년 미국 외과의사 다이넬 라이트하우저는 충수염흔히 맹장염이라고 칭한다 수술을 마친 뒤 당일 퇴원을 고집한 환자가 당시 관례에 따라 1~2주 입원해 누워 있던 환자보다 경과가 좋은 사례를 겪었습니다. 이 의사는 이후 충수염 수술을 마친 환자들에게 조기 퇴원을 권유하였고, 예상대로 좋은 경과를 확인했습니다. 안정이 해롭다는 점을 확인한 사례입니다.

2차 대전 중 미국에서는 시설과 의료진의 손이 달려, 수술 후 다음날 또는 출산 당일 퇴원시키는 사례가 잦았습니다. 비상 상황이라 부득이 입원 기간을 줄였더니, 외려 회복이 빨라지고 경과도 좋았습니다. 누워 있는 것보다 일상생활이 환자의 회복에 도움이 된다는 사실이 널리 알려진 계기입니다.

수술, 질병, 노화 등 여러 이유로 활동량이 줄어들면 그 자체가 문제가 되어 건강이 나빠지는 악순환의 늪에 빠지는 현상을 비사용 증후군 disuse syndrome, 일본에서는 폐용 증후군 혹은 '생활불활발병'으로 번역이라고 합니다. 몸이 좋지 않아 몸을 사용하지 않으니 몸이 더 나빠지는 딜레마를 해결할 방법은 오로지 적절한 운동뿐입니다.

흔히 보는 입원환자의 일상은 이렇습니다. 바이탈 측정, 아침 식사, 아침약 복용3회/1일, 회진, 적절하게 계획된 치료주사 등, 점심식사, 점심약 복용, 영상의학과에 복부 사진 찍으려 다녀옴, 저녁 식사, 저녁약 복용, 휴식, 수면 …. 이 모든 것은 반 평 넓이의 병원용 침대 위에서 벌어지는 일입니다. 침대란 눕기 위한 곳으로 앉아 있기에는 뻘쭘합니다. 잠시 앉아 있다가도 이내 눕게 됩니다. 하루 종일 침대를 벗어 날 수 있는 기회는 화장실을 이용하려고 내려오는 서너 번으로 제한됩니다. 평소 활동량의 20%에 지나지 않습니다. 부상 후 집에서 안정을 취하더라도 마찬가지입니다. 비사용 증후군에 이르는 지름길입니다.

어디 환자뿐일까요. 의사도 종종 비사용 증후군을 겪습니다. 저자의 후배인 젊은 의사가 7개월 전 오른쪽 발목을 접질리는 부상으로 수술을 받았고, 기브스를 풀고 보니 다리가 가늘어져 있었습니다. 또 다시 한 달 전에는 계단에서 넘어지면서 왼쪽 발목을 다쳤습니다. 수술을 받고 기브스를 풀고 나니 왼쪽 다리도 가늘어 졌습니다. 이제는 양쪽 다리 모두가 홀쭉하게 가늘어졌습니다. 1년도 안 되는 시간에 자칭 '빼빼로 다리'를 호소합니다. 다리에 힘을 기를 수 있는 Q-setting과 스트레칭, 가장 간단하면서, 쉽고, 좋은 운동을 소개하였습니다. 이는 깁스를 한 채 할 수 있는 운동입니다. 스트레칭을 스스로 하면서 '스트레칭을 했더니 참, 시원해요' 합니다. 점점 더 부지런히 할 것이며, 자신이 담당한 환자에게도 잘 지도해 주리라 기대합니다.

노인들은 상대적으로 비사용 증후군에 취약합니다. 나이가 들어가면서 만성 질환이 하나하나 늘어갑니다. 아프면 더 움직이기가 힘듭니다. 점점 더 움직임이 줄어듭니다. 누워만 지냅니다. 가만히 누워만 있을 때 우리 몸의 근육량은 하루에 2%씩 감소합니다. 최대 산소소모량VO2 Max 은 하루에 0.9%씩 감소합니다. 뼈에서는 무기질이 빠져 나와 하루에 6㎎ 의 칼슘이 감소합니다. 이렇게 빠져 나온 무기질은 한 달에 2%의 골 감소를 가져오고, 이것은 회복하려면 2년 정도의 시간이 필요합니다. 휴식 시 심박수는 증가하고, 심장이 한 번 뛸 때 짜주는 혈액의 양은 10일 만에 27% 정도 감소합니다. 이렇듯 활동량 감소로 인해 생기는 우리 몸의 많은 문제들, 생활 속 운동을 통해서 방지할 수 있고 해결할 수 있습니다. 생활 속 운동으로 우리는 간극gap을 채울 수 있습니다.

코로나 팬데믹 시기에 지구상의 모든 인류의 활동이 침체되었고, 양성 판정을 받고 일정 기간 동안 격리되어 활동이 감소되는 경우는 더욱 심각하고, 호흡기에 심각한 합병증이 생겨 중환자실을 경험하는 경우는 비사용증후군의 최악의 경우에 해당합니다post-ICU syndrome.

근육의 쪼그라듦,
근감소증(Sarcopenia)

세월이 흐르면서 우리 몸에는 많은 변화가 나타납니다. 그중 근육 양이 줄어들고 그에 따른 힘도 줄어드는 현상을 근감소증이라 합니다. 50세 이후 근육량의 감소는 매년 1~2%에 해당합니다. 이에 따라 육체적인 활동이 감소하고, 아무렇지도 않게 할 수 있었던 일상 동작마저도 힘겹게 됩니다. 쉽게 넘어지고 그 결과로 골절도 발생합니다. 전반적인 삶의 질이 떨어지는 것은 어쩔 수 없는 결과입니다.

근육이 약해지고, 사용하지 않아, 짧아지고, 통증이 생기고, 더 위축되고, 신체적인 악순환의 최종결과가 근골격계, 특히 근육에 발생합니다. 근육은 이렇게 비사용으로 인한 상태악화deconditioning process의 중심에 있습니다. 통증 때문에, 일시적으로 통증을 피하기 위해서 자꾸만 사용하지 않으려 하고, 움직이지 않으려 합니다. 그 결과로 근육의 힘, 유연성, 지구력은 감소하고 통증과 일상생활에서의 불편, 장애는 더 커집니다.

활동량 감소로 생기는 결과는 우리 몸 여기저기에서 나타납니다. 심장 기능의 저하로 안정 시 맥박수는 증가하게 되고 혈압의 조절에도 문제가 생겨 기립성 저혈압이 발생합니다. 호흡근 또한 약화되고 환기 저하로 인해 폐렴이 증가하게 됩니다. 소화기계 기능도 떨어져 소화관의 연동운동도 감소하고 이로 인해 변비도 생기게 됩니다. 하지만 활동량 감소로 인한 문제는 근골격계에서 가장 두드러지게 나타납니다. 하루에 1~3%의 근력이 감소하게 되고 3~5주 동안 완전히 움직이지 않게 된다면 근력의 50%가 감소하게 됩니다.

활동량 감소의 결과로 발생하는 신체의 변화

신경계	감각이상, 불안, 우울, 지적기능저하, 운동조절저하
심혈관계	심혈관계의 기능저하, 기립성 저혈압
호흡계	환기 저하로 인한 상기도 감염, 폐렴 증가
비뇨기계	요로감염, 요로결석 …
소화기계	변비, 식욕저하
대사계	남성호르몬 분비 감소, 탄수화물/인슐린 대사 변화
근골격계	골다공증, 퇴행성 관절염, 근력 약화, 근위축

나이가 들어감에 따라 근력이 감소하고, 근육 세포의 숫자가 감소하며, 그나마 남아있는 근육 세포의 단백질 함량도 함께 줄어듭니다. 그렇지만 지방의 비율이 상대적으로 증가하기 때문에, 반드시 체중이 감소하는 것은 아닙니다. 근육의 길이도 짧아지고, 두께도 줄어들어 결과적으로 근육은 힘, 탄성, 지구력 등 모든 것을 잃게 됩니다.

체중에서 지방을 제외한 제지방체중lean body mass, 除脂肪體重은 나이가 들면서 감소하기 시작하고 80세 이후에는 그 감소속도가 가속화됩니다. 근육량의 감소가 운동 능력의 감소, 장애disability의 증가, 보행과 균형의 문제들을 가져오게 되는데, 여기에도 개인차는 있습니다. 근육량의 감소가 급격하게 나타나, 일상생활에서 타인의 도움을 필요로 하는 장애의 역치disability threshold 아래로 떨어지는 사람이 있는가 하면, 그렇지 않은 사람도 있습니다. 이 개인차를 가져오는 것에는 선천적으로 타고난 조건과 개인이 조절할 수 없는 질병들도 있겠지만, 후천적인 것들이 더 많이 관여합니다. 스스로 건강을 관리해온 사람과 그렇지 않은 사람의 차이입니다.

근육량 감소 단계

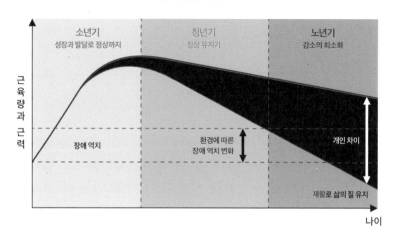

생활의학이란

재활의학이 무엇일까? 저자는 1986년부터 재활의학을 전공으로 시작한 이후 줄곧 궁리하였습니다. 교과서나 여러 문헌을 살펴보면서 나름대로 그 내용을 정리를 하였고 이해를 하고 있다고 생각하였습니다. 그러나 상큼하게 마음에 와닿는 흡족한 느낌은 아니었습니다.

세계보건기구WHO가 건강을 표현하는 체계와 표준분류로 개발한 ICFInternational Classification of Functioning, Disability and Health, 국제기능장애건강분류를 공부하면서 몇 가지 실마리를 얻었습니다.

ICF 공부는 시작하자마자 제목부터 난관이었습니다. 영어 단어 functioning의 뜻이 무엇인지 궁금하여 영어사전을 찾았지만, 사전의 정의는 턱없이 부족했습니다. 사전을 찾으면 function도 기능, functioning도 기능, 둘을 구분하기가 마땅치 않았습니다. WHO 또한 구체적으로 정의하는 대신 포괄적인 '우산umbrella'으로 정리한 형편이니, 우리말로 옮기는 일이 만만치 않았습니다.

몇 날 며칠 고민이 이어지던 터에, 문득 '옳다! 삶이면 비슷하다'는 생각이 떠올랐습니다. '살기, 살리기, 살림' 등을 포괄하는 의미로서 '삶'인데, 기존의 단어와 혼돈을 피하기 위해 '슒'으로 표기할 것을 제안합니다.

WHO는 1948년 발족하면서 '건강은 질병과 허약함이 없을 뿐만 아니라, 생물적으로-정신적으로-사회적으로 완벽하게 행복wellbeing한 상태'라고 정의한 바 있습니다.

시간이 흐르며 의료의 역할도 변화를 거듭했습니다. '질병 중심에서 사람 중심으로, 단순한 수명 연장에서 고령화 사회의 다양한 문제에 대한 대처로' 다양하고 종합적인 전인적 해결을 모색하는 가운데 재활의학이 중심으로 부상했습니다. 재활의학은 모든 연령의 사람을 대상으로, 개인의 전 생애에 걸쳐 장애를 초래하는 의학적 상태와 질환을 갖고 있는 사람의 예방, 진단, 치료와 재활을 담당합니다.

또한 노화와 생활습관 질환의 치료를 위해 약물이나 전통적인 치료가 여전히 중요하지만, 이것으로는 치료에 끝이 없습니다. 결국 생활의 내용으로 접근하게 됩니다. 또한 생활의 영역은 개인에서 출발하여 가족-이웃-지역사회-국가-세계로 확장하기 마련입니다. 결국 고령화와 만성 질환의 시대에는 재활의학, 나아가 생활의학이 그 빛을 발하게 될 것입니다.

슒의 내용을 살펴봅니다. 우선 식사하거나 머리 빗기 등 기본적인 일상생활동작이 있습니다. 일상생활동작은 초등학교에 다니는 어린아이가 학교를 향해 집을 나서기 전에 혼자서 준비하는 내용입니다. 학교

수업시간에는 언어-인지기능을 동원하여 학습활동을 합니다. 물론 몸을 사용하는 체육시간도 있습니다. 친구들과 선생님과는 심리-사회적으로 잘 어울려 살아갑니다. 학교를 마치고 집으로 돌아와 일상생활을 반복하고 다양한 과외 활동을 합니다. 청소년이나 어른이라면 그 내용이야 조금씩 다르겠지만 비슷한 상황입니다. 같은 공동사회 안에서 벌어지는 일상적인 생활에 관한 내용이니까요. 모든 사람이 자신의 생활에서 주인공이며, 때로는 조연이 되어 서로서로 어울려 아름다운 사회를 이루어 함께 살아갑니다.

삶 속에서 원인 모르게 몸의 여러 부분에 병이 발생하고, 사고를 당하여 몸을 다치기도 합니다. 사회생활이 원만하지 않아 마음에 스트레스가 쌓이기도 합니다. 나이가 점점 많아지면서 자연스럽게 몸의 모습도 변화하고 팔과 다리의 힘이 약해집니다. 발목을 가볍게 접질려도 걸음이 불편하게 됩니다. 심각한 병은 더 많은 문제를 제공합니다. 그 결과로 우리의 주인공은 삶에서 어려움을 만나게 됩니다. 약만 먹어서 해결할 수도 있지만, 주사와 수술치료가 필요할 때도 있으며, 병원에 입원하여 치료를 받기도 합니다.

일단 입원하면, 삶의 터전이 집에서 병원으로 바뀝니다. 이른바 병원에서 환자라는 신분으로 병원에 머무르게 됩니다. 당분간은 삶의 공간과 역할에 많은 제한이 생겼습니다. 질병이 심각하면 기본적인 일상생활조차 혼자 할 수 없으며 병원에 머무르는 시간이 길어지는 경우도 있습니다. 모든 것이 낯선 상황에 따라 '병원에서의 변화된 삶'을 하게 됩니다. 만일 일상생활 동작이 되지 않으면 유치원생 시절로 돌아가 양치질과 숟가락 사용법을 배우고, 발음을 잘하기 위하여 말하기에 대한 학습과 훈련을 받습니다. 걸음을 제대로 걷기 위해서 보행운동이 필요합니다. 여러 명의 선생님과 함께 노력하여 적절한 과정을 거쳐 '졸업'을 하고 가정과 사회로 복귀를 합니다. 생활치료의 힘든 과정을 성공적으로 밟았다면 병의 발생 전과 별 다르지 않게 살아갈 수 있습니다.

즉, 건강에 문제가 발생하면 삶을 영위하는 데 많은 어려움을 경험하고, 어려움을 적절하게 해결하기 위한 의학적인 노력이 필요합니다. 이러한 과정을 재활치료라고 하며, 재활의학과가 담당하고 있습니다. 재활의학은 건강의 문제를 '마음과 몸의 지속적인 훈련'으로 해결하려는 노력을 합니다. 자신의 마음과 몸을 회복시키고자 하는 마음을 격려하고 적극적으로 몸을 사용운동, 동작, 움직임하도록 지지합니다. 반복되는 몸의 사용은 점차로 마음을 일깨우는 역할을 합니다. 삶에 대한 병원과 사회에서의 생활에 대한 치료를 재활의학이 담당하므로 재활의학은 생활의학과 같습니다.

재활을 이해하기 위하여 재활에 앞서 존재에 대한 이해가 있으면 좋겠습니다. 철학으로 접근하면 한없이 어려운 주제이지만, 나의 의미와 내가 존재하는 의의에 대한 생각으로 좁혀봅니다. 저자가 재활의학과 의사로 살면서 건강을 기본 가치로 생각하며 배우고 이해한 것을 세 가지 공식으로 정리하여 소개합니다. 건강한 인생을 위하여 이 짧은 공식을 생각해 보시면 합니다.

첫째, 생명=시간_공간.운동life=time_space.mov.

생명체생명는 시간time과 공간space 속에서 움직이며moving 살아갑니다. 나의 생활이 이루어지는 곳-내가 사는 집, 동네, 학교, 직장, 놀이 공원 등-장소에 관한 표현은 모두 '공간'을 지칭합니다. 따라서 내가 공간에 생존하고 있다는 것은 눈으로 보는 세상을 표현한 것입니다.

'시간'을 구분하는 단어는 오래 전 과거로부터 이어져 와서, 마구 지나가는 현재와 앞으로 다가올 것이라 기대하지만 영원히 닿지 못하는 미래가 있습니다. 지금 내 몸에 닿은 따스한 햇볕은 8분 전에 태양에서 출발한 것이고, 밤하늘을 수놓은 아름다운 별빛은 그보다 아주 먼 곳에서 찾아온 아주 오래전의 것입니다. 어떤 별은 지금 이미 사라지고 없을 수도 있다고 합니다. 과거와 현재가 혼재되어 있습니다. 우리는 시계의 초침이 움직이는 것을 보며 시간을 본다고 착각하고 있습니다. 따라서 시계가 멈추어 있거나 깜깜한 밤에는 시간을 가늠하기 어렵습니다. 즉 움직임을 느끼지 못하면 시간의 흐름을 알기 어렵고 나아가 자신의 존재감에 대한 인식이 멈출 수도 있습니다.

생명과 움직임의 관계성에 대한 구체적인 예로 심장의 고동을 생각해 봅니다. 심장이 멎는 것은 바로 죽음을 의미합니다. 활달하게 바쁘게 움직이는 사람을 보면서 생명력을 느끼는 것도 있습니다. 세포 단위에서도 물질은 세포막을 통해서 끊임없이 세포 안팎으로 움직여 다닙니다.

둘째, 사람=맘_몸.망human=mind_body.net.

사람을 몸육신과 맘정신으로 구분합니다. 마음은 머리뇌 또는 가슴심장에 있다고 합니다. 몸은 물질세계이며, 마음은 정신세계로 구분합니다. 마음의 움직임을 몸으로 표현하는 행동으로 알 수 있습니다. 따라서 몸근육, 행동과 마음뇌, 생각은 연결'망'으로 이어져 구분하기 어렵습니다. 곧 살아 움직이는 생명체에서는 물질과 정신이 하나입니다. 사람의 생명 활동은 숨으로 이어져 움직입니다.

셋째, 숨生活=뇌-근.통.life=brain-muscle.com.

숨life은 맘을 담당하는 뇌brain와 몸의 움직임을 담당하는 근육 muscle의 소통communication의 결과입니다.

앞의 세 가지 공식을 다시 한 번 정리하면 '좋은 생각-좋은 근육, 건 강한 몸·맘-건강한 숨, 의미 있는 생'으로 표현할 수 있습니다. 뇌의 명 령은 근육을 움직입니다. 좋은 운동은 좋은 기억으로 되살아납니다. 선순환은 평생의 건강한 습관이 됩니다. 건강한 숨을 유지할 수 있는 건강한 길입니다.

재활,
독립과 배려

 세계적으로 재활의학의 개념이 1947년 생겨난 이후 줄곧 재활의 목표는 개인의 독립獨立, in-dependence입니다. 여기서 독립은 기본적인 일상생활동작activities of daily living, ADL 수준에서의 독립입니다. 유치원생 아동이 아침에 등원하려고 집을 나서기 전까지 스스로 자기 준비를 하는 자그마한 수준의 독립입니다. 기본적인 일상생활동작조차 혼자 수행하기 어려운 사람도 많습니다. 집 울타리를 넘어서 사회로 나가면 활동은 심각하게 복잡하고 어렵습니다. 집안에서의 독립은 기본적으로 필요하지만 세상살이를 홀로 하는 삶 자체가 불가능하다는 것은 잠시만 생각해보면 인정할 수밖에 없습니다.

 사회생활을 하는 사람에 대하여 WHO의 건강 철학을 다시 생각합니다. 재활의학의 목표가 '개인적인 일상생활의 독립'이라면 생활의학의 목표는 '함께 살아가기'를 염두에 두고, '모든 것으로부터의 도움의 필요'를 필수로 인정하는 '사회 속 독립'입니다. 함께 어울려 살아가려면 주변 환경과 다른 사람에 대한 배려는 반드시 필요한 덕목입니다. 따라서 재활의 목표를 "개인적인 '독립'을 이룬 후 '상호-의존配慮, inter-dependence'하기"로 바꾸려 합니다. '독립과 상호의존'은 결국 '공존과 배려'로 해석할 수 있습니다.

운동 처방

"이것 말고 다른 것은 없나요?"

진료실에서 '운동 처방'을 하면 불만 가득한 목소리로 되묻는 환자가 많습니다. '약, 주사, 각종 술기, 영양제, 보약 등 건강에 좋다는 것이 많은데 하필이면 …' 하는 표정입니다.

운동을 하지 못하는 핑계도 다양합니다. '바빠서 …, 컨디션이 안 좋아서 ….'하지만 다시 생각해보면 운동을 하지 못하는 이유는 곧 운동을 해야 하는 이유가 됩니다. 바쁘다면 잠시 짬을 내어 몸을 푸는 것이 일을 하는 데 도움이 됩니다. 컨디션이 좋지 않다면 가벼운 스트레칭이 필수적입니다. 결국 마음의 문제인데, 실상 쉽지 않은 대목입니다.

운동이 좋다는 걸 누가 모를까요. 다만 운동이 하기 싫고, 귀찮고, 효과도 잘 느끼기 어렵습니다. 그러니 운동을 지속하기는 하늘에 별 따기입니다. 하지만 운동을 대체할 수 있는 것은 없습니다. 운동이 건강으로 가는 유일한 길입니다. 운동 선택의 갈림길에서 선택은 자유이지

만, 실행하면 건강 대박, 거부하면 인생 쪽박입니다. 운동으로 운명이
달라집니다.

만성질환 치료의 공통점

	약	식이요법	생활습관 개선	운동
고혈압	●	○	○	○
당뇨	◇	○	○	○
고지혈증	◎	○	○	○
암	■	○	○	○
비만	♡	○	○	○
...	...	○	○	○

　만성 질환의 치료는 질병의 특징에 따른 증상의 조절을 위한 약은 다
를지언정 '식이요법, 생활습관 개선, 운동'은 공통필수 요소로 공동으로
적용하는 대동소이한 내용의 반복입니다.

작은 변화로
시작하여

시작이 반입니다. 마음먹기 달렸습니다. 자존심을 걸고 유지합니다. 더디지만 분명히 변화의 모습이 드러납니다. 아침에 일어나 스트레칭, 집안 일쓰레기 버리기, 실내 청소, 설거지 등에 기본적인 에너지 사용하기, 엘리베이터와 에스컬레이터 대신 계단 오르기, 자가용보다는 대중교통BMW 이용하기, 그리고 따로 시간 내어서 걷기와 헬스장 다니기 등입니다.

생활 속 움직임도 노력이 수반되어야 합니다. 사우나를 하며 흘리는 땀과 운동으로 흘리는 땀은 개념 자체가 다릅니다. 사우나에서 흘린 땀은 일시적인 체중의 감량을 가져올 수는 있겠지만 지방이 아닌 수분이 빠진 것으로 체중은 다시 제자리걸음을 하게 됩니다. 여름이 되면 실내 온도를 낮추기 위해 에어컨을 사용합니다. 섭씨 20도 정도의 환경에 오랫동안 있게 되면 신체의 신진대사가 느려지면서 에너지 소모도 감소하여 전보다 살이 더 찌게 됩니다. 겨울에 신진대사가 낮아지는 것과 같은 원리입니다. 일반적으로 몸의 체온이 1도 상승하면 기초대사량은 10~15% 상승합니다. 이에 최대한 밖의 온도와 비슷하게 맞추고 몸을 움직이는 것은 땀 배출을 원활하게 해 인체 내 노폐물이 축적을 막고 순환을 돕습니다. 운동을 생각하면, 특별한 무엇을 추가로 해야 한다고 여깁니다. 하지만 특별한 것은 없습니다. 시작은 쉬워야 합니다. 시작하면 됩니다. 늘 기본적으로 살아가면서 움직이는 것에서부터 시작합니다.

일정 시간 동안의 운동을 할 수 있는 내용을 생각합니다.

예를 들어 하루 24시간을 살면서 운동에 할애할 수 있는 시간은 제한적입니다. 아침에 30분을 걷고 저녁 때 30분을 걸어서 직장으로 출퇴근이 가능하다면, 새벽 이른 시간에나 퇴근 후에 따로 시간을 따로 내어서 헬스장에 가서 걷는 것과 같습니다.

활동량, 곧 에너지 사용량을 측정하는 단위로 MET를 사용합니다. 전체 인생의 시간과 좋은 건강을 유지하기 위한 시간 투자가 효율적이고 적정하게 하기 위함입니다. 운동의 양과 질적인 선택, 그리고 그 결과로 건강과 행복의 정도 모두를 계산하고자 합니다. 과학적으로 계산할 수도 있겠지만 어렵기도 하고 번거로울 뿐입니다. 표를 살펴보며 자신의 일상생활에서 하는 활동이 어느 정도 수준인지 가늠하는 게 적당합니다.

일상생활의 활동량

생활 중 활동	MET	
수면	0.9	약강도 활동
텔레비전 시청	1.0	
글쓰기, 타자치기, 사무실 업무	1.8	
걷기(2.7km/시간), 평지, 어슬렁어슬렁, 아주 천천히	2.3	
걷기(4km/시간)	2.9	
실내 자전거 타기(50 와트), 가볍게 페달 돌리기	3.0	중강도 활동
걷기(4.8km/시간)	3.3	
체조, 집안 운동, 약한 정도에서 중간 정도의 수고	3.5	
걷기(5.5km/시간)	3.6	
자전거타기(16km/h), 여가활동, 즐거움을 위한 작업	4.0	
실내 자전거 타기(100 와트), 가벼운 노력	5.5	
가볍게 달리기	7.0	고강도 활동
체조(팔굽혀펴기, 윗몸 일으키기, 제자리 뛰며 만세 하기), 격한 운동	8.0	
달리기	8.0	
줄넘기	10.0	

MET는 신체 활동에 사용되는 에너지를 생리적으로 측정한 것으로 $3.5\ ml\ O_2\cdot kg^{-1}\cdot min^{-1}$을 1MET라고 했을 때 특정 활동을 할 때에 소모되는 에너지양을 말합니다. 1MET는 $58.2\ W/m2$ 로도 정의되는데, 이것은 안정 시에 있어서의 인체의 대사량에 해당합니다. MET 수치는 활동에 따라 0.9수면부터 23100m/16초의 속도로 달리기까지의 범위가 있습니다.

운동처방은 일종의 명령서이며, 따라서 지시하는 내용을 구체적으로 분명하게 표현하여야 합니다. 운동을 생활 속으로 끌어넣기 위해서는 친절한 안내서가 필요합니다. 그래야 비로소 사람을 활동적으로 변화할 수 있습니다. 따라서 운동fitness은 여러모로 개인에게 적절하게 어울려야FIT 합니다. Frequency얼마나 자주 할지, Intensity어떤 강도로 할지, Time시간을 얼마 동안 할지, Type어떤 종류의 운동을 할지이 분명하면 좋습니다. 물론 더 중요한 것은 이 명령을 실천하는 것이며 규칙적으로regular 하여야 합니다. 운동을 유지하면서 운동의 강도나 시간은 점진적으로 gradual 변화를 주어 늘려갑니다. 조금만 더 많이 움직이는 것으로 운동을 시작합니다. 작게 시작하여야 우리는 안전하게 건강health으로 한 걸음 더 나아갈 수 있습니다.

활동의
난이도(에너지)

　활동의 단계는 다음과 같습니다. 아무것도 하지 못하고 누워 있는 상태, 사용하지 못하거나 사용하지 않는 불용의 단계, 일상생활 동작만을 하는 단계, 활동적인 상태, 운동의 단계, 충분한 운동의 단계, 과사용의 단계입니다. 환자나 기저질환이 있는 사람들은 앞의 두 단계에 머무르고 있을 수 있습니다. 일반적인 현대인들은 일상생활만을 영위하며 지내는 생활습관으로 살아가는 사람들이 많습니다. 활동적인 생활을 하려면, 운동을 하는 사람이 되려면, 이제 변화가 필요합니다. 하지만 과사용의 단계로 넘어가지 않도록 주의도 필요합니다.

운동을 지속적 규칙적으로 하면서 변화하는 모습입니다. 운동을 하
지 않던 생활형에서 운동이 너무 과하여도, 운동을 너무 조금만 하여
도 문제입니다. 그러다 보면 자유롭게 마음이 내키는 대로 활동을 하기
보다 아주 조심스럽게 하여야 합니다. 매일 매일의 생활이 부지런하고
활동적이면 안전영역을 충분하게 확보하고 생활 전반에서 건강을 확보
할 수 있습니다.

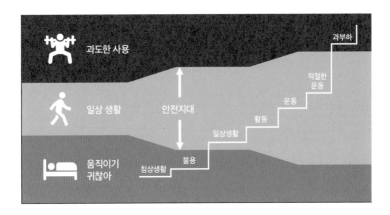

운동
처방

운동을 시작하기 전에 기저에 가지고 있는 위험도를 알아야 합니다. 심장질환, 당뇨·갑상선질환 같은 내분비질환, 천식·만성폐쇄성폐질환 같은 폐질환이 있으면 운동을 시작하기 전에 추가적인 의학적 검사를 받아야 합니다. 가지고 있는 위험요소의 수준에 따라 모든 운동을 안전하게 시작할 수도 있고, 운동의 강도를 조절하거나 추가 검사가 필요한 경우도 있습니다. 따라서 위험도 평가는 반드시 선행되어야 합니다. 위험등급이 결정되면 운동의 강도를 결정합니다. 이때 많이 사용되는 기준이 '최대 심박수220-나이'이지만 이 기준이 항상 적용되는 것은 아닙니다. 어떤 운동을, 어떠한 강도로, 얼마나 자주, 얼마 동안 하는지 처방합니다.

저자의 처방은 하루에 10분 스트레칭입니다. 1440분하루 24시간에 10분짜리 자그마한 운동프로그램을 넣으면 이로써 잔잔한 호수에 변화의 파문이 시작됩니다. 하루의 흐름이 조금씩 달라집니다. 생활습관 바꾸기Life style modification라는 거창한 구호, 그러나 실현의 가능성은 거의 없는 구호 대신, 딱 10분의 가벼운 스트레칭으로 시작할 것을 권합니다. 커다란 변화를 불러오는 작은 쐐기에 비할 수 있습니다.

쐐기질

자그맣고 짧은 10분짜리 운동 프로그램으로 전체 생활의 흐름을 뒤흔들 수 있습니다. 의사들은 '생활습관을 바꾸세요'라는 입에 발린 소리를 너무 쉽게 합니다. 그처럼 어려운 일을 너무나도 쉽게 뱉어냅니다. 이를 실천하는 좋은 방법으로 10분 스트레칭이 있습니다. 규칙적으로 유지할 수 있다면, 이미 생활의 전반적인 패턴은 변화가 시작된 셈입니다. 쐐기는 아름드리나무도 쓰러뜨리고, 암반을 허물기도 합니다. 그야말로 쐐기를 박는 것입니다.

만성 질환의 불활동 악순환의 고리를 끊기 위해서는 끊을 수 있는 지점 확인과 사용할 수 있는 방법도구이 필요합니다. 정신적인 악순환에 대하여는 대부분 향정신성 약물을 사용하게 되므로 전혀 새로운 길이 아닙니다. 그래서 육체적인 악순환으로 관점을 돌려 약을 쓰지 않고 실제로 생활습관을 바꿀 수 있

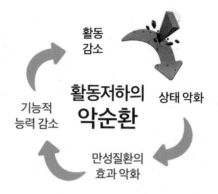

활동
감소

활동저하의
악순환

상태 악화

기능적
능력 감소

만성질환의
효과 악화

는 방법을 고민하게 되었습니다.

운동이면 가능할 텐데! 운동을 너무나도 어려워하니 말입니다!

그렇습니다! 'gentle exercise'인 '운동 3형제3S'가 정답입니다. 한숨Sighing, 느리게 걷기Strolling와 기지개켜기Stretching. 작고-가볍고-부드럽게 살며시 밀어 넣으면 거부감이 없습니다. 조금씩 불어나는 운동능력-운동시간 증가, 늘어나는 거리, 운동이 쉽게 느껴짐 등으로 즐거움과 보람을 느낄 수 있습니다. 잠시 멈추어 서서, 상태를 점검하고, 새롭게 가감하여 발전적으로 나아갑니다. 머지않은 훗날 집채만큼 커다란 바위가 깨질 날을 기대합니다.

나쁜 운동은
없다

수많은 운동 중에 좋은 운동, 나쁜 운동이 따로 없습니다. 운동에는 우열도 없습니다. 효과와 안전을 위한 정도수준 관리는 절대적이지만, 다양한 운동 종목 가운데 나에게 적절한 운동 종목은 운명적이라 할 수 있습니다. 그러니 자신에게 맞는 운동을 탐색하고 찾아서 유지하는 것이 바람직합니다. 줄타기, 고산등반, 철인삼종경기 등의 운동 또한 소수의 사람에게는 궁합이 잘 맞아 운명적이지만, 보편적인 사람들이 할 수 있는 운동으로 권유하기에 곤란합니다.

100m 달리기 선수와 마라토너는 서로 다른 운명유전자을 가지고 있습니다. 자신이 재질을 타고난 운동을 찾을 수 있으면 그야말로 행운입니다. 동부 아프리카 국가인 케냐와 에티오피아에는 마라톤을 잘하는 사람이 많고, 반면에 서부인 나이지리아, 카메룬, 세네갈, 나미비아에는 100m 달리기에 우수한 선수가 많다고 합니다.

골프가 비대칭 운동이라는 비난이 있습니다. 그렇다면 대칭 운동에는 무엇이 있을까요? 골프의 경우 준비 동작으로 오히려 백스윙을 하므로 테니스, 야구, 탁구, 배드민턴, 야구보다는 비대칭이 덜한 편입니다. 축구는 어떨까요? 손흥민 선수처럼 특이하게 양쪽을 잘 사용하는 경우를 제외하고는 왼발 또는 오른발 중 한쪽만을 주로 사용합니다. 농구, 배구, 컬링도 마찬가지입니다. 아이스스케이팅과 육상경기에서 장애물경기만 보더라도 허들을 넘는 데 사용하는 다리는 늘 일정하게 정해져 있습니다. 수영도 자유형의 호흡은 한쪽으로 하지 양쪽을 번갈아

하지는 않습니다.

　필자가 강조하는 운동인 스트레칭도 효과에 비해서 대접을 받지 못
하는 경우입니다.

단계적인
운동

생명유지를 위한 기본 호흡부터 특별한 상황을 대비한 크로스피트까지 다양한 강도의 운동이 있습니다. 그 중에 현재의 상태와 미래의 목표에 맞추어 적절한 운동을 찾고 유지하는 것이 중요합니다.

수중운동은 물이 체중 대부분을 부력으로 떠받쳐주기에 체중이 많이 나가는 사람들도 시작할 수 있는 운동입니다. 전신적 운동이고, 큰 호흡운동을 요구하기 때문에 근육이나 심폐 발달에도 좋습니다. 퇴행성관절염이 있어 운동 시 관절의 통증을 호소하는 사람들에게도 체중의 부담을 줄여주기 때문에 안전하고 통증 없이 할 수 있는 대체 운동으로도 좋습니다. 정확한 호흡과 팔·다리 자세가 중요하기 때문에 배우지 않고서 안전하고 효과적으로 수영하기는 어렵습니다. 수영과 아쿠아로빅이 대표적이지만, 아쿠아요가, 아쿠아댄스 등도 있습니다. 안전한 운동 중의 하나입니다.

스포츠댄스는 조금 더 활동적이고, 부드럽거나 때로는 격정적인 멜로디에 맞춰 몸을 움직이기를 원하면 선택할 수 있습니다. 음악에 맞추어 신체활동을 함으로써 얻는 정신적 즐거움과, 그에 따른 육체적 건강, 사교활동을 통한 예의범절을 익히는 건전한 스포츠입니다. 누구나 쉽게 배울 수 있고 건강에 좋은 스포츠이며 레크리에이션으로 즐길 수 있습니다. 동작과 기술은 전진, 후진, 회전으로 구성되며, 가장 중요한 요소는 평형성입니다. 워킹walking으로 인한 전진과 후진, 회전 동작들로 근력과 지구력을 발달시키며 빠른 보행으로 리듬감을 유지하므로 심폐 기능을 향상시킵니다.

자전거는 속도감과 함께 장거리 운동이나 여행을 원한다면 좋은 선택입니다. 야외 자전거는 매우 즐거운 레저 활동이지만 유산소 운동 효과를 원한다면 시속 20~24㎞의 속도로 달려야 합니다. 자전거를 탈 때 상체는 이완되어야 합니다. 팔에 힘을 주고 있으면 어깨와 등에 통증이 생기게 됩니다. 충격을 흡수하기 위해 팔꿈치는 편안하게 구부려야 합니다. 안전규칙교통법규를 잘 준수하여야 합니다. 자전거 타기의 이동거리는 걷기와는 많이 다릅니다. 먼 거리를 신나게 달리면서 좋은 경치를 구경할 수 있지만 돌아오는 과정도 염두에 두어 체력안배를 잘 하여야 합니다. 안장에 앉아서 반복해서 페달을 밟는 하체의 운동이 주이며, 상체 특히 팔은 많은 시간 동안 핸들을 붙드는 고정적인 역할을 주로 담당합니다. 따라서 하체에 운동이 집중되기에 상체의 운동을 위한 추가 프로그램을 병행하는 것이 좋습니다.

기본적인 운동에 관한 내용을 설명했습니다. 만성 질환의 공통 치료 방법은 운동입니다. 이제 실전 편으로 만성 질환에 따라 필요한 운동과 요령을 간단하게 소개하겠습니다. 결국 가장 훌륭한 치료수단은 자신 입니다.

만인에게 공통적이며, 특히 불사용증후군, 노인과 만성 질환자에게 필수적이며 안전한 접근방법으로 소개하는 것이 '3S Sighing, Strolling, and Stretching'입니다.

만성 질환에서 벗어나기 위하여 운동을 계획할 때에는 운동의 종류와 운동량을 세심하게 선택해야 합니다. 운동은 자체가 달콤한 독성을 품고 있기 때문입니다. 특히 개인의 현재 운동 능력Capacity에 따라 그 정도는 더욱 조심스럽습니다. 따라서 단계별로 조심스럽게 준비를 합니다.

노화 노화는 시간이 흐름에 따라 정신과 신체기능이 퇴화하는 현상입니다. 세포는 분열 능력이 약화되고 기능 저하를 보입니다. 때문에 외부의 스트레스에 대처하는 능력이 감소하고 질병에 취약해집니다. 노화 자체는 병적인 것은 아니지만, 고령은 기능의 감소와 신체 조성 변화로 위험에 취약해집니다. 근육의 약화, 균형감각의 저하, 시력의 감소 등이 수반됩니다.

반드시 고강도의 운동이 필요한 것은 아니고, 주로 앉아서 움직임이 많지 않은 생활을 했던 노인들에게는 저강도의 운동이 적당합니다. 노화와 관련된 관절 가동 범위 감소를 줄이기 위한 유연성 운동도 반드시 하여야 하고, 낙상 위험이 높은 사람들에게는 균형을 유지하거나 개선하기 위한 균형 훈련이 도움이 됩니다.

고혈압 소리 없는 살인자라는 별명이 있을 만큼 무서운 질병입니다. 기본적으로 증상이 없습니다. 어느 날 혈압을 측정해보아서 높게 나오면 그대로 고혈압 환자가 되는 것입니다. 고혈압 환자들이 유산소 운동 프로그램을 시행하고 나면 혈압이 평균 5-7㎜gHg 정도 감소합니다. 저항운동 시에는 발살바 조작Valsalva maneuver을 피해야 합니다. 운동을 하며 숨을 참거나 갑자기 힘을 주면 혈압이 떨어지는데, 이때 오히려 맥박이 떨어지면서 뇌의 산소 공급이 일시적으로 차단되는 것을 발살바 효과라고 하는데, 심혈관질환이 있는 사람에게는 위험할 수 있으므로 저항 운동 시 과도하게 힘을 주는 것을 피하는 것이 좋습니다. 또 혈압약을 먹고 있는 환자는 운동하는 동안이나 운동 후에 갑자기 혈압이 떨어지는지 관찰이 필요합니다.

당뇨 소변에서 포도당이 검출되어 붙여진 병의 이름입니다. 우리 몸의 영양소인 '당'이 제대로 쓰이거나 저장되지 못하고 결국 몸 밖으로 배출되는 현상입니다. 다양한 증상들이 천천히 발생하고 지속됩니다.

다양한 합병증이 동반되기 때문에 운동을 시작하기 전에, 당뇨병 환자들은 심혈관계, 신경계, 신장계, 시각계에 대해 평가를 받아야 합니다. 당뇨병 환자에게도 유산소 운동은 포도당 저하 효과와 인슐린 민감성 개선을 지속하는 데 도움이 됩니다. 저항 운동도 최소한 주당 2회 하는 것이 좋지만, 망막병증이 있거나 최근에 망막에 레이저치료를 받은 환자들은 저항운동을 피해야 합니다. 말초신경병증과 당뇨발 환자에서는 걷기 제한이 필요하며, 체중이 부하되지 않는 운동이 필요합니다. 발의 궤양이 더 심화되지 않도록 신중한 발에 대한 관리가 필요합니다.

비만 BMI체질량지수 기준으로 30 이상인 경우를 말합니다. 비만 환자에서는 우울증, 요통, 당뇨, 관절염, 수면무호흡증 등의 증상이 나타나며, 뿐만 아니라 뇌졸중, 간질환, 신장질환, 심장질환 등 대표적인 만성질환의 원인으로 작용합니다. 고혈압, 천식, 불임, 암 등의 원인으로도 작용합니다.

$$BMI = \frac{체중\ kg}{신장^2\ m^2}$$

※ BMI(신체질량지수)는 체중(kg)을 신장²으로 나눈 값

18.5 미만 저체중 / 18.5~24.9 보통 체중

25~29.9 과체중 / 30~34.9 비만 / 35 초과 고도비만

체중을 관리하기 위해서는 에너지 섭취와 에너지 소비의 적절한 균형을 찾아야 합니다. 과체중과 비만 환자들은 대부분 운동이 부담스럽기 때문에 2~3MET 정도의 낮은 강도의 운동부터 시작하여 천천히 강도를 증가시키는 것이 좋습니다. 칼로리 소비를 극대화하기 위해 빈도를 주 5일 이상으로 증가시키는 것이 체중관리에 도움이 되고, 운동시간도

좀 더 많은 칼로리를 연소하기 위해 증가시켜야 합니다. 운동의 유형은 걷기나 자전거타기 같은 대근육 운동이 좋습니다.

전 세계는 비만과의 전쟁 중입니다. 인류는 점점 뚱뚱해지고 무거워지고 있습니다. 건강관리 습관, 식이 관리, 체중 관리를 예방법으로 강조합니다.

소년이건 성인이건 비만으로 가는 과정은 비슷합니다. 생활양식에 활동이 감소하면 칼로리 사용량이 줄어들고, 남아도는 에너지는 몸에 쌓여갑니다. 몸무게가 늘어나면 활동하기는 점점 부담스러워 갑니다. 특히 계단이나 운동을 하기에 곤란합니다. 외모에서도 변화가 생기면서 주변 사람들의 시선이 집중됩니다. 체중이 10~25kg 증가하면 어려움은 심해지며 다양한 문제가 발생합니다. 천식, 당뇨, 근골격계 질환이 운동을 더욱 방해를 받고, 우울증과 자존감 저하 등의 심리적인 문제가 따라옵니다.

우울증 생의 의욕의미·되찾기 프로그램. 우울감, 무쾌감증, 식욕변화, 체중저하, 불면증 또는 과다수면, 정신활동성 흥분 혹은 지체, 활력저하 또는 피곤함, 무가치감, 과도한 죄책감, 판단의 어려움, 죽음이나 자살에 대한 반복적 생각, 건강 상태에 대한 과도한 집착은 우울증의 핵심증상입니다. 우울증 빈도가 높을수록 여러 만성 질환들이 수반될 가능성이 높고 우울증의 증상인 낮은 수준의 동기와 에너지는 운동을 지속하는 데 방해가 됩니다.

규칙적인 신체 활동은 우울증상을 예방할 수 있습니다. 우울증에 대한 효과적인 치료이기도 합니다. 우울증 환자들도 다른 사람들과 동일한 수준이 운동 처방이 필요하고, 지속 여부를 확인하기 위하여 주변 친구나 가족들이 관찰하는 것이 필요합니다. 추천 운동은 3SSighing, Strolling, and Stretching입니다.

퇴행성관절염 세월에 따른 관절의 퇴화는 통증과 무관합니다. 그렇다면 통증은 무엇 때문에? 대개는 관절을 움직이는 근육의 과부담에 따른 근육의 뭉침에 의한 것이 대부분입니다. 따라서 이를 위한 치료는 적절한 스트레칭과 최소한의 근력강화운동입니다. 노화와 동반된 가장 흔한 관절염은 퇴행성관절염입니다. 통증을 동반하여 관절이 붓고 뻣뻣해지는 증상이 있으며, 심해지면 관절 변형을 일으킵니다. 중년 이후 여성, 가족 중 퇴행성관절염 환자가 있는 경우 그리고 비만인 경우에 발생 위험성이 높다고 알려져 있습니다.

관절에 급성 염증이 있다면 고강도 신체 활동은 피하는 것이 좋고 하지 관절염으로 걷거나 자전거를 타는 것이 힘들면 상지 운동으로 대체하는 것을 고려해야 합니다. 중력의 영향을 최소화하는 수영, 물속에서 걷기 등의 운동을 추천할 수 있고 특히 따뜻한 물에서 하는 운동은 통증 감소와 근육 이완에도 도움을 줍니다. 스트레칭 운동은 유연성을 유지하는 데 도움이 되고, 저항 운동은 관절 주위의 약해진 근육을 강화시켜 줍니다. 관절을 직접 움직이지 않고 등척성 수축 운동으로 시작하는 것이 좋습니다.

골다공증 정상적인 뼈에 비해 구멍이 많이 난 뼈를 일컫습니다. 뼈의 양이 비정상적으로 줄어들어 외력에 견디는 힘이 매우 약해집니다. 때문에 미약한 충격에도 쉽게 부러질 수 있습니다.

비틀기, 굽히기, 척추의 압박, 무거운 무게를 들기, 격한 동작은 피해야 합니다. 걷기 운동을 가장 추천합니다. 체중부하-유산소 운동인 걷기, 조깅 같은 운동은 골 강화를 자극하는 데 도움이 됩니다. 낙상시의 골절 가능성이 크므로, 균형을 개선하고 낙상 가능성을 낮추기 위한 균형 운동을 시행하는 것이 좋습니다. 체중이 부하되지 않는 수영과 자전거 타기 등의 운동은 골 건강에 직접적인 도움이 되지는 않지만 일반적인 건강, 근육 강화 효과를 주므로, 체중부하 운동이 어려운 경우에는 차선책으로 시행하는 것이 좋습니다.

암 암癌, 살이 곪으면서 생기는 큰 부스럼이라는 뜻이랍니다. 우리 몸의 일부세포가 돌연변이를 일으켜 비정상적인 덩어리를 만드는 질병입니다. 이러한 덩어리는 점점 더 커지면서 장기의 정상 기능을 망가뜨려 생존을 위협합니다. 암 자체 뿐 아니라 방사선, 항암치료, 호르몬 요법 등 치료들의 부작용 때문에, 환자들은 운동하기를 어려워합니다. 하지만 체력을 유지하고, 삶의 질을 높이기 위해 운동은 반드시 해야 합니다. 건강한 사람들과 마찬가지로 주당 3~5일 유산소 운동을 하고 유연성 운동, 저항 운동을 병행하라고 권하고 있습니다.

하지만 암 환자에서는 운동 시 부가적으로 고려해야 할 사항들이 많습니다. 암치료와 관련하여 항암치료 중이나 24시간 이내에는 운동을 쉬는 것이 좋습니다. 또한 혈소판, 백혈구, 헤모글로빈 등 혈액수치가 감소되어 있을 때는 운동을 금하거나 주치의와 상담이 필요합니다. 심각한 호흡곤란이나 흉통, 급성 감염, 열이 있을 경우에도 운동은 금하도록 합니다.

환자의 컨디션에 맞는 강도의 운동을 하는 것이 중요합니다. 치료 상황이나 컨디션을 고려하지 않은 과도한 운동은 오히려 해롭게 작용할 수 있다는 것을 기억하시기 바랍니다.

스트레스 많은 사람들이 스트레스가 심한 상태에서 근골격 통증을 경험해 보았을 것입니다. 스트레스 상황에서 근육이 과도하게 긴장한 결과, 근육의 일부분이 지속적으로 수축하면 주위 혈관이 압박되어 혈류가 감소합니다. 그 부위에 대사산물이 증가하여 축적되고, 그 결과 근육에 통증유발점이 생기고, 근육이 일을 잘 할 수 없게 됩니다. 통증이 지속적으로 유발되면 더더욱 아픈 근육을 사용하지 않게 되고, 근육은 점점 약해지게 됩니다. 이 일련의 과정들이 악순환의 고리를 유발하여 통증은 더 심해지기도 하고, 계속되는 통증으로 우울감에 빠지기도 합니다.

적당한 스트레스는 수행능력 향상에 도움을 주는 역할을 하지만 일정 수준을 넘어서면 파괴적으로 작용하여 수행능력이 감소할 뿐만 아니라 사람을 손상시키는 원인으로 작용합니다.

스트레스 때문에 적당한 긴장을 하게 되어 오히려 활력을 얻을 수 있습니다. 스트레스를 적극적으로 관리하고 적절히 이용할 수 있는 상태에 이르면, 스트레스가 어려움을 극복하게 합니다. 계획을 성취하도록 힘을 주며, 동기를 유발시키고, 삶의 활력을 불어넣습니다. 집중력, 능력, 창의성, 생산성을 향상시켜주기도 합니다. 스트레스는 기본적으로 위급한 상황에서 벗어날 수 있도록 설계되어 있습니다. 그러나 과도한 스트레스를 받게 되면 불안과 우울 증상이 나타나고, 긴장성 두통, 과

민성대장증후군, 위염, 고혈압 등 많은 질환의 원인으로 작용하기도 합니다. 추천 운동은 3SSighing, Strolling, and Stretching입니다.

치매 치매는 뇌에 발생한 여러 질병의 결과로 나타나는 증상을 말합니다. 주요 증상은 기억, 인지, 혼란, 사고와 문제해결의 어려움, 우울과 정서의 변화, 언어-소통-사고 장애입니다. 태어날 때부터 지적 능력이 낮은 경우는 '정신지체'라고 부르는 데 비해, 치매는 정상적으로 생활해 오던 사람이 다양한 원인에 의해 뇌기능이 손상되면서 인지 기능이 지속적으로 저하되어 일상생활에 지장이 나타나게 되는 것입니다.치매는 건강 및 사회 복지 서비스의 비용을 증가시키는 가장 심각한 요인 중 하나로 지적되고 있습니다.

6년간 65세 이상의 노인들을 추적 관찰한 연구가 있습니다. 운동을 주3회 이상 한 사람들과, 주 3회 미만으로 한 사람들을 비교해 보았을 때, 운동을 많이 한 군에서 치매가 생길 위험이 감소했음을 보여주고 있습니다. 규칙적인 유산소 운동이 치매를 예방할 수 있다는 것을 보여주는 연구 결과들이 있습니다.

운동을 하면 손상된 뇌 세포의 복구를 촉진시키는 신경전달물질의 분비가 증가한다고 합니다. 기억력이 향상되고 집중할 수 있는 시간이 늘어나게 됩니다. 새로운 신경 세포와 혈관의 성장이 촉진됩니다.

또한 치매의 하나의 큰 원인인 혈관성 치매를 예방하기 위해서도 운동이 중요합니다. 혈관성 치매란 뇌혈관 질환이 누적되어 나타나는 치매를 말합니다. 혈관벽이 두꺼워지고 혈관벽 안쪽에 피가 엉겨 붙어 결국 혈관이 좁아지거나 막히게 되면 산소와 영양 공급이 차단되고 뇌세포가

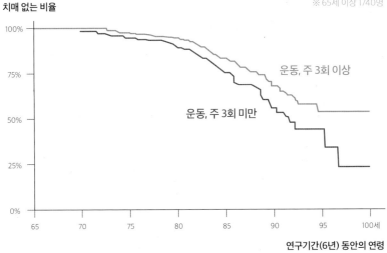

치매 없는 비율

※ 65세 이상 1740명

100%

75%

운동, 주 3회 이상

운동, 주 3회 미만

50%

25%

0%

65   70   75   80   85   90   95   100세

연구기간(6년) 동안의 연령

죽게 됩니다. 이러한 과정이 반복되면 혈관성 치매에 걸리게 됩니다.

  깨끗한 혈관을 유지하기 위해서는 이에 대비하기 위한 노력이 필요합니다. 현대인들이 가장 무서워하는 병이 치매라고 합니다. 예방을 위해서는 그만큼의 노력이 필요합니다. 공짜는 없습니다.

운동
5계명

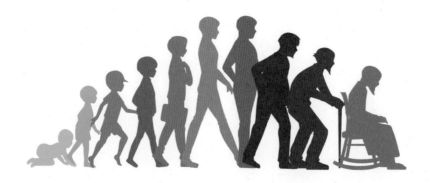

인간의 잠재능력은 나이가 들면서 줄어든다. 성장 및 노화에 따른 잠재능력의 감소는 자연스러운 부분이다.
더 큰 문제는 자신의 잠재능력을 벗어나는 운동,
즉 과다 사용의 결과 각종부상과 질병을 겪으며 결국 잠재능력 자체가 줄어드는 것이다.
반대로 운동의 부족, 즉 불사용에 따른 잠재능력의 감소도 건강에 위협요소이다.

1계명 운동을 시작하기 전 나의 운동능력과 운동의 강도를 정확하게 파악합니다.

2계명 해당 운동을 일주일 동안 매일 수행하면서 조심스럽게 탐색합니다.

3계명 운동을 세분화하여 '조금씩, 점진적으로, 꾸준하게' 늘려갑니다.

4계명 운동과 운동 사이에는 휴식이 꼭 필요합니다.

5계명 최대 운동(가능)량의 80%로 평생 유지할 수 있으면 대만족입니다.

운동의 부작용

운동은
독을 품고 있다

    약국에 들어서면 사방을 둘러싼 진열장에는 알록달록한 포장을 입은 약들이 빼꼭히 정돈되어 있습니다. 이러저러한 증상과 질병을 치료하기 위하여 극도로 정제하여 만들어진 단일 성분의 화학물질 덩어리입니다. 때로는 두세 가지 성분을 섞은 것도 있습니다. 이들 모두의 공통점은 독소입니다.

    새로운 약신약을 제조하는 과정에서 다양한 독성실험을 비롯하여 여러 단계의 까다로운 안전성 검사를 거쳐서 생산됩니다. 혹시 모를 상황에서 '사망에 이르게 하는 양치사량, lethal dose'에 대한 실험도 당연히 포함되어 있습니다. 그렇다고 약을 복용하는 것에 대하여 두려워할 것은 없습니다. 의료체계의 허용 범위 안에서 '의사의 처방'에 따라 사용하도록 안전장치가 마련되어 있습니다. 다만 안전범위를 벗어난 오용과 남용이 문제입니다.

    운동도 약과 다르지 않습니다. 운동은 예외 없이 위험 요소를 가지고 있습니다. 그중 가장 위험한 요소는 운동을 하는 사람이 '운동은 위험하다'는 사실을 모르는 것과 '자신의 건강 상태'를 모르는 것입니다. 무리한 운동은 금물입니다. 운동을 막 시작할 때 열정에 사로잡혀 첫날부터 어렵고 힘에 버거운 운동으로 시작하면 통증이 찾아오고, 계속하면 부상을 초래합니다. 물론 나쁜 운동은 없습니다. 다만 사고 위험성이 높은 운동은 있습니다.

　무엇보다 무리하지 말 것을 강조합니다. 서두르지 말고, 욕심 부리지 말고, 다른 사람과 비교하지 말고, 나 자신과도 비교하지 말 것을 권합니다. 걷기의 운동량을 늘릴 경우에도 하루에 단 1회, 하루에 단 1분이면 족합니다. 하루에 1분입니다!

건강을 위한 운동이므로 그 열매를 거두기 전에 가장 중요한 것은 안전을 경험하는 것입니다. 운동을 하려고 마음을 먹었을 때 기본적으로 확인해 보아야 할 위험요소를 소개합니다. 조금은 더 긴장을 하여 조심스럽게 접근을 하여야 할 불리한 조건입니다. 운동을 금지할 정도로 위험한 것은 아니며 오히려 적절한 운동으로 해결해야 할 대상입니다. 해당하는 항목의 숫자가 많아지면 위험은 더 커집니다.

45세가 넘은 남성과 55세가 넘은 여성, 혈압이 140/90㎜Hg 이상이거나 고혈압약을 복용하는 경우, 고지혈증으로 콜레스테롤이 200㎎/dL 넘는 경우, 심근경색이나 심장 수술을 받은 가족이 있는 경우, 과체중_{평균 체중} 보다 9kg 이상 더 많을 때이거나 체질량지수_{체중 ÷ 키2, 60kg ÷ 1.75m × 1.75m} 30 이상인 경우, 당뇨병, 활동이 많지 않은 생활을 하는 경우, 흡연을 하고 있거나 금연을 한 지 6개월 미만인 경우 등이 해당합니다.

운동의 현장에서 운동량을 점검하는 쉬운 방법은 심장의 박동수_{심박수, 맥박수} 측정입니다. 운동을 하는 정도에 따라 평소보다 심박수는 점차 빨라집니다. 운동과 함께 앞가슴이 두근두근하는 것이 바로 그것입니다. 맥박수로 운동의 수준을 판단할 수 있습니다. '최고 심박수'를 심박수기준으로 하여 운동의 강도를 구분합니다. 최고 심박수에 가까이 다가갈수록 위험 수준에 도달합니다. 나이에 따라 안정 시의 심박수도 다르고 따라서 안전 범위도 다릅니다. 개인별 최고 심박수는 220에서 자신의 나이를 뺀 숫자와 같습니다220-나이. 안전한 심박수는 최고 심박수의 75~80%에 해당합니다.

	나이	저강도	중간강도	고강도	최고 심박수
심박수/분	50	< 111	111 ~ 129	< 129	173
	55	< 109	109 ~ 127	< 127	170
	60	< 107	107 ~ 124	< 124	167

또한 운동 중에 나타나는 통증은 위험을 알려주는 경고입니다. '통증은 좋아지는 과정에서 나타나는 것'이라는 웃지 못 할 이야기도 있습니다. 보통은 통증이 있다가 저절로 회복되기 때문에 그렇게 생각할 수도 있습니다. 때로는 걷는 것조차도 힘들 때가 있습니다. 운동을 하면서 통증이 나타나면 바로 그 부위의 '과부하'에 대한 경고입니다.

어느 경우라도 통증이 느껴지면 운동을 멈추어야 합니다. 그리고 살펴보아야 합니다. 만일 그 통증이 2~3주 지속되면 병원을 방문하여서 해결하여야 합니다. 통증이 있어도 참고 운동을 계속하면 문제가 악화되면서 더 큰 부상이 발생하여 다른 활동에도 부담을 줍니다. 결국에는 운동을 장기간 쉬게 될 수도 있습니다.

교통사고의 원인은 '급한 마음', '과속', '부주의'가 원인입니다. 운동 또한 마찬가지입니다.

걷기조차 독을 품고 있습니다. 약한 것이라도 누적되면 위험합니다.

무리하여 걷다가 그만 걸을 수 없는 지경에 이르는 경우도 왕왕 있습니다. 평소에 운동으로 다져진 사람도 팔굽혀펴기를 무리하여 가슴 근육 파열에 이르기도 합니다. 자전거, 배드민턴, 테니스, 골프, 등산, 마라톤 등의 생활스포츠를 즐기다 부상을 입는 경우는 주변에서 쉽게 볼 수 있습니다.

등산로에도 산책로에도 아파트 단지 내에도 곳곳에 주민 복지를 위한 운동기구들이 설치되어 있습니다. 철봉, 평행봉, 윗몸일으키기를 위한 벤치 등 고전적인 운동기구가 있습니다. 몸 비틀기를 위한 원판이며, 옆으로 또는 앞뒤로 그네처럼 흔드는 기구도 있습니다. 놀이기구가 친밀하게 느껴집니다. 무거운 철제로 만들어져 운동기구의 관성에 휩쓸려서 순간적으로 몸의 균형을 유지하지 못해 사고를 당할 염려가 있습니다. 운동에 투자하는 시간, 비용과 잠재적인 위험성과 대비해서 얻을 수 있는 운동의 효과를 알아야 합니다.

어깨를 위한 바퀴는 병원의 재활물리치료실에서 어깨관절의 치료에 사용하는 기구와 같습니다. 운동을 시작하기 전에 옆으로 서서 몸의 구조에 기계를 맞추어야 합니다. 회전축을 어깨 높이에 맞추고, 축에서 손잡이까지는 팔의 길이에 맞추어야 합니다. 그리고 조심스럽게 회전을 시작합니다. 지나치다가 공원에서 운동을 하는 모습은 앞에서 설명한 내용과는 전혀 어울리지 않습니다. 적당히 서서 무작정 돌리고 있습니다. 주의가 필요합니다.

여러 가지 기구에 설명이 붙어있기는 하지만 사용하면서 주의를 기울이는지 염려스럽습니다. 각 기구가 구체적으로 어떠한 효과가 있는지 알기 어렵습니다. 그렇다면 몸을 기계에 맡겨 놓아 위험에 내어주는 것과 같습니다. 사고가 일어나지 않기를 기대할 뿐입니다. 기우에 불과할 수도 있지만 위험을 감수할 만한 가치가 없다는 생각이 강력합니다.

　일시적인 약간의 시원함과 만족감이 있기는 하겠습니다만, 사고의 위험성이 높은 방법을 굳이 무리해서 사용하는 것은 일종의 만용입니다. 부상이 발생하지 않을 것이라 장담을 할 수 없기에 늘 안전을 위한 조심이 필요합니다. '꺼꾸리'라는 이름으로 마을 공원 곳곳에 거꾸로 매달리는 운동기구가 있습니다. 기구에 매달리다가 머리부터 떨어지는 사고를 당하여 목뼈가 부러지는 심각한 부상을 입고, 팔과 다리 전신이 마비되어 병원에 입원하는 경우가 가끔 발생합니다.

노인의
근력 운동

　매스컴에 '노인 근력 강화운동'에 대한 이야기가 넘칩니다. 매우 그럴 싸한 이론으로 설명하고 있습니다. 말로는 매우 쉬워 보입니다. 실제 노인의 근육은 세월의 흐름과 함께 자연스럽게 근육에서 수분이 빠지고 섬유질이 늘어납니다. 근육의 길이가 짧아지고, 부피가 줄어들고, 유연성이 떨어지면서 근력이 약해집니다. 이를 해소하기 위한 '근력 강화운동'은 필요하며 좋은 운동입니다. 다만, '강화'에 방점을 찍어 무리하지 않도록 조심해야 합니다. 그 첫걸음은 당연히 스트레칭입니다. 자신의 처지에 맞는 조심스러운 처방이 필요합니다.

운동의
편식

별별 희한한 다이어트 방법이 많습니다. 닭 가슴살, 야채만, 포도다이어트, 황제고기다이어트, 고지방다이어트, 커피다이어트. 사용하는 재료를 보면 훌륭하지만 '딱 한 가지' 음식만으로 식생활을 제한하는 프로그램을 보면 골방에 갇혀 지내는 것 같아 가슴이 답답합니다.

운동도 마찬가지입니다. 모든 운동은 좋은 것이고, 효과도 있습니다. 그렇지만 모든 운동이 모두에게 좋은 효과가 있다고 할 수도 없습니다. 나아가 어떤 한 가지 운동이 모두에게 최상이고, 최선일 수 없습니다. 개인에 맞추어 적절한 때에 적절한 운동을 선택하여 적절한 양의 운동을 선택하는 것이 필요합니다. 안전하게 오래 지속할 수 있는 운동이면 더욱 좋습니다. 이렇게 구체적인 안내를 받을 수 없는 현실이 답답할 뿐입니다.

운동 중에 부상을 입은 부위에 대한 응급조치는 우선 운동을 멈추고 RICERest, Ice, Compression, Elevation 원칙에 따라 조치를 합니다. 부상당한 부위를 움직이지 않게 고정하고, 차가운 얼음을 대어서 온도를 낮추고, 붓기를 줄이기 위해 붕대 등으로 감아서 눌러줍니다. 그리고 높이 올려주면 부기가 빠지므로 적절한 조치를 한 것입니다.

하지만 약간 삔 것과 같은 가벼운 부상일 때는 운동을 쉬는 것보다는 신체의 다른 부위를 사용하는 운동으로 바꿔서 하는 게 좋다. 손목을 약간 삐었을 때 코어 운동몸 균형 운동과 다리 근육 강화 운동에 전념함으로써 몸을 균형적으로 단련시킬 수 있습니다.

다음은 심장이 정지하고 호흡이 멈춘 경우에 대처하는 방법입니다. 두 손만으로도 심장소생술을 할 수 있습니다.

① 119에 직접 전화를 하거나 주변에 있는 사람에게 주저하지 말고 명령조로 부탁합니다. "119에 전화 해 주세요!" ② 두 손을 겹쳐 모아서, 가슴 한 가운데를 '제발 살아요'에 박자 맞춰서 힘껏 빠르게 반복해서 누릅니다. 구조대가 도착할 때까지!

life=brain-muscle.com,
E=mc²에는 미치지 못할지라도

강웅구, 수고했어.
오늘 청소는 만점이야.
이제 집으로 돌아가도 좋아.

— 강소천 시인의 『청소를 끝마치고』 가운데

초등학교 시절 교과서에 실린 동시를 기억하고 있습니다. 등장인물이 저자와 같은 성씨이고, 이름도 비슷하여 혼자 생각으로 스스로 지어서 별명으로 삼았던 적이 있습니다. 내용도 듣기 좋아 만점입니다. 세상 어디에 만점짜리 인생이 있을까? 그러나 선생님께서 인정해 주셨으니 만점이었습니다.

'자기自己' 1967년 봄 학기. 서울특별시 마포구 마포동에 소재하는 마포초등학교 4학년 학생이었습니다. 아직은 나라 전체가 경제적으로 어려울 때여서 학교에서 옥수수 빵을 배급하였던 시기였습니다. 국어시간에 한자를 처음 배웠습니다. 국정교과서에 가장 앞에 등장한 단어는

自己였습니다. 적절하고 멋진 배치였습니다.

自라는 한 글자에 매료되어 갖가지 생각이 가지를 쳤습니다. 지금도 여전합니다. '자신을 알라'에서 출발하여 '인생은 자가발전이다'에 도착하였습니다.

한자를 살펴보다 문득 배터리가 연상되었습니다. 스스로 충전하는 인생의 배터리, 스스로 자電! 자문자답 끝에 얻은 결론입니다.

초등학교 시절에 집에서 별명이 '도토리'였는데, 중학교 3학년이 되면서 키가 쑥쑥 자라서 178cm까지 되었습니다. 웃자라는 키가 갑자기 불안하게 만들었습니다. 어디서 들었는지 '거인증'을 알게 되었습니다. 두렵고 부끄러워서 묻지도 못했습니다. 당시에 찾아 볼 것은 두꺼운 대백과사전이 있었습니다. 사전을 여러 번 펼쳐서 들여다보면서도 긴가민가하였습니다. 내 키가 갑자기 자라는 것이 그 병명 같기도 하고 아닌 것도 같고, 한동안 고민하였습니다. 그 시간은 별 문제없이 흐르고 그러다가 고등학교에 진학하여서는 2cm만 더 자라서 평생 180cm의 큰 키로 부러움 받으며 살았습니다.

대부분의 사람이 큰 키에 대한 로망이 있습니다. 50대 중반에 들면서 나이 들고 병들어 힘든 키 큰 사람을 진료하면서 키에 관한 생각이 바뀌었습니다. 어려운 상황이 되면 바로 커다란 몸은 부담으로 다가옵니다. 자신의 몸 하나 간수하기도 곤란합니다. 옆에서 도움을 주려는 다른 사람에게도 부담은 마찬가지입니다. 키도 적당한 것이 체중은 더욱 더 적절하게 유지할 수 있어야 좋습니다.

의대 예과에서 본과로 올라가는 겨울방학 때 갑자기 태권도를 배워보겠다는 생각이 들었습니다. 집에서 가까운 건물 2층의 태권도장에 등록을 하였습니다. 주춤서기, 주먹지르기, 발차기 등 기본동작으로 시작하였습니다. 뻣뻣한 몸으로 어색하게 동작을 따라 하다 보니 여기저기 문제가 생겨 불편하였습니다.

저녁에 태권도장을 다녀와 잠자리에 들면 개운하지 못한 장딴지로 신경이 쏠려 '비복근에 문제가 생겼구나!' 낮에 보았던 해부학 노트를 연상하면서 자연스럽게 해부학 오리엔테이션에서 배운 다리의 근육에 대한 복습을 하고 있었습니다. 천장에는 근육 해부학 그림이 펼쳐지고 밤이 깊도록 잠을 잘 수 없었습니다. '이러다가는 근육 때문에 돌아버리겠다'라는 생각이 들었습니다. 학기가 시작되어 한 달 만에 태권도 수련을 끝내면서 무급 하얀 띠의 경험은 챙겼습니다. 다행히 정신은 성한 상태에서 신학기를 맞이하였습니다.

어느 대학이나 의과대학 본과 1학년 과목 중 해부학 수업시간은 악명이 높습니다. 예과에서 놀던 습관이 사라지기도 전에, 이해하기 곤란한 복잡한 신체 구조에, 암기할 분량이 엄청나게 많습니다. 아차하면 진급에서 누락되므로 동급생의 10% 가량이 유급을 하였습니다. 그래서 예과 2학년에서 본과에 올라가는 겨울방학에는 전통적으로 해부학 오리엔테이션이 있습니다. 1주일 정도의 시간으로 바로 윗선배로부터 전해오는 선행학습을 위한 과외공부입니다. 주로 뼈와 근육, 신경계에 대한 내용이 주를 이룹니다.

막상 본과 1학년 1학기가 시작되었고, 교련군사훈련을 포함하여 5과목으로 주당 45시간의 맹훈련을 시작하였습니다. 당시의 동급생들은 변

종이라 하겠지만 그때까지 공부한 내용 중에 해부학이 가장 좋았습니다. 지금까지 보아도 그 당시만큼 공부가 재미있었던 시절은 없었습니다. 공부를 한 것은 모두 시험에 나왔습니다. 지금도 기억에 남아 있는 문제가 있습니다. 발을 이루는 뼈의 그림이 시험문제로 나왔고, 답을 해야 할 내용은 그림 위에 발에 붙어 있는 근육이 뼈에 붙는 부분기시점은 빨강색, 종착점은 파랑색을 표시 하는 것입니다. 시험 전날 같은 그림을 두고 시뮬레이션을 한 그대로가 시험 문제로 나왔습니다. 완벽한 정답을 작성하였습니다. 그러다 보니 '해부학을 전공으로 해볼까!'라는 생각을 잠시 하기도 하였습니다. 그 때의 로망이 지금까지 이어져 재활의학을 전공하였고, 'brain-muscle.com'이라는 의학도로서의 결론에 도달하였습니다.

특별한 기억으로는 평생 처음이자 마지막으로 수업시간에 교수님께 질문을 하였습니다. 중추신경계해부학 수업입니다. 평생 처음이자 마지막인 예습을 하였습니다. 어느 날 의도하지 않게 아침 일찍 학교에 도착하게 되어 교실로 가는 대신 도서관으로 올라갔습니다. 책을 펴고 들여다본 부분은 뇌의 기저핵basal ganglia에 대한 내용이었습니다. 수업시간에 교수님의 말씀이 평소와 다르게 달콤하게 들려와 마음속에 쏙쏙 박혔습니다.

의대 본과 2학년 여름. 여느 해 여름방학 때처럼. 방학 전부터 시작한 진료봉사 준비를 마무리하고는 회장봉사대장으로 현장에서 활동을 하였습니다. 중간 어느 날 후배가 뛰어오며 아버지가 오셨다는 것입니다. 전혀 예상하지 않았던 일입니다. 오시는 길에 고생하는 대원들과 함께 더

위를 식히라고 수박 2통을 들고 오셨습니다. 아버지는 전국의 강과 들을 다니시면서 수석을 수집하셨습니다. 수석 채집을 명분으로 겸사겸사 아들 녀석의 활동하는 모습을 보고 싶으셨나 봅니다. 내가 태어나기 얼마 전 아버지는 농촌 지도사가 될 것인가 직장인으로 남을 것인가로 귀로에 서서 선택 때문에 고민하셨다 합니다. 직장을 선택하여 서울로 이사를 하셨습니다. 그리고 막내인 저자만 서울에서 태어났습니다. 매년 여름·겨울 방학이 되면 농촌의료봉사를 다니는 것에 대하여 언젠가 말씀을 나누었던 기억이 있습니다. 무슨 생각으로 봉사를 다니느냐?

의과대학 6년간 1년 2회의 방학 12번을 모두 농촌진료봉사를 다녀왔습니다. 졸업 후에는 봉사(?)를 하지 않았습니다. 그 보상으로 이제 운동 강의로 봉사를 하려 합니다.

재활의학 전문의로 살면서 치료 수단으로 사용한 것은 약간의 진통제와 스트레칭이 전부입니다. 이를 제공하는 과정에서의 대화병력청취, 설명, 상담 등가 많은 부분을 차지한 것도 사실입니다. 때로는 언성을 높여 다투는 상황도 있었습니다. 운동치료는 현행 대한민국의 의료제도 안에서는 참으로 값싼 치료 수단입니다. 그러나 결과를 두고 보면 진료 수혜자의 가성비 면에서 저자의 인생을 걸고 후회스럽지 않은 수단입니다.

의과대학에 입학하여 '의학' 공부를 시작하고 어느덧 45년이 지났습니다. 의학은 생물학을 기본으로 하지만 사람의 마음과 근본적인 만남이 필요한 '통합인문과학'입니다. 그중 일부에 해당하는 재활의학전문의사의 길을 걸으면서 해당 영역에서 발견할 수 있는 나름의 공식정의을 찾아다녔습니다. 숫자로 풀어가는 수식 대신에 아주 작은 그림으로 의미를 표현하는 방식이어도 좋습니다. 공식으로 표현할 수도 있고, 머리에 남겨 기억하기 좋은 짧은 구호나 한 줄의 문장이어도 좋습니다. 아이콘icon식으로 표현할 수도 있습니다.

군이 공식을 생각하는 이유는 전달하고 싶은 내용을 뇌 속의 장기기억에 지워지지 않도록 각인시킬 수 있는 도구가 될 수 있습니다. 그림을 연상하고, 짧은 문장을 입에 담아 중얼거리면서 반복하여 다짐하여 평생 간직할 수 있기를 기대합니다.

저자는 재활의학의 현장에서 겪은 경험을 life=brain-muscle.com으로 정리하였습니다. 삶은 맘을 담당하는 뇌brain와 몸의 움직임을 담당하는 근육muscle 사이의 원활한 소통communication의 결과라는 뜻을 담았습니다.

'운동의 진실과 기쁨.'

이 책이 세상의 빛을 보기까지 구체적으로 7년의 시간, 다른 의미로는 그보다 더 오랜 30년의 시간이 걸렸습니다. 그리고 2023년 현재 저자는 자리를 옮겨 국립재활원에서 원장으로 근무하고 있습니다.

그동안 저자의 마음 밭에 긍정의 씨를 뿌려주신 많은 분이 계십니다. 특히 10여 년 전 책을 내겠다는 저자의 말씀에 기꺼이 성금을 건네주신 이호순 여사님이 계십니다. 늦었을지라도 정년퇴임을 앞두고는 꼭 출간 하겠다고 다짐했는데 지키게 되어 다행입니다.

기억하고 싶은 고마운 이름들을 적습니다.

강기종-김정자 · 박준기-송영자 부모님, 송무현 삼촌

오정희 · 권홍식 교수님,

정진상 · 김덕영 · 안순신 · 이상호 · 김정출 선배님,

임철홍 · 엄주태 · 김석건 · 이승룡 벗님,

정철욱 · 편성범 · 안규환 · 성만석 후배님,

이호순 여사님,

그리고 우리 가족 박미경 · 강태욱.

운동의 진실과 기쁨

초판 2023년 02월 18일
2판 2025년 04월 15일

지은이 강윤규

펴낸이 김제구
편집 눈록
본문디자인 최유닝
일러스트레이션 이호상
펴낸곳 리즈앤북

출판등록 제2002-000447호
전화 02-332-4037
팩스 02-332-4031
이메일 ries0730@naver.com

ISBN 979-11-90741-51-4 13510